Gesellschaft für Rehabilitation bei Verdauungs- und Stoffwechselkrankheiten e.V. (GRVS)

Diabetes-Lesebuch
Wissenswertes für den Alltag mit Diabetes

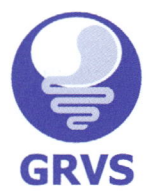

GRVS

Herausgeber:
Dr. Peter Hübner, Dr. Gundula Ernst

unter Mitwirkung von:
Dr. Ruth Günther
Frauke Huth
Rainer Krause
Regine Morgenthaler
Ute Müldner
Helga Neuber
Thomas Reinartz
Belkis Tuncer
Christina Urbaniak
Udo Wicharz

Fotos:
Helga Neuber

Klinik Niederrhein
Hochstraße 13-19
53474 Bad Neuenahr-Ahrweiler
E-Mail: medizin@klinik-niederrhein.de
Internet: www.klinik-niederrhein.de

*Gesellschaft für Rehabilitation bei Verdauungs-
und Stoffwechselkrankheiten e.V. (GRVS) (Hrsg.)*

Diabetes-Lesebuch

Wissenswertes
für den Alltag mit Diabetes

PABST SCIENCE PUBLISHERS
Lengerich · Berlin · Bremen · Miami
Riga · Viernheim · Wien · Zagreb

Bibliografische Information der Deutschen Bibliothek
Die Deutsche Bibliothek verzeichnet diese Publikation in der Deutschen Nationalbibliografie; detaillierte bibliografische Daten sind im Internet über <http://dnb.ddb.de> abrufbar.

© 2011 PABST SCIENCE PUBLISHERS · D-49525 Lengerich
Internet: www.pabst-publishers.de
E-Mail: pabst@pabst-publishers.de

ISBN: 978-3-89967-695-2

Formatierung: μ

Geleitwort der GRVS

„Es ist nicht genug zu wissen, man muss auch anwenden; es ist nicht genug zu wollen, man muss auch tun", sagte schon der große deutsche Dichter Johann Wolfgang von Goethe (1749–1832). Goethe hat zweifellos Recht. Mit Wissen allein ist es nicht getan. Doch Wissen ist eine notwendige Voraussetzung, wenn wir das Richtige tun wollen. Die Gesellschaft für Rehabilitation bei Verdauungs- und Stoffwechselkrankheiten e.V. (GRVS) hat sich als wissenschaftliche Fachgesellschaft zur Aufgabe gemacht, Menschen, die von chronischen Krankheiten betroffen sind, auf verständliche Weise aktuelles Fachwissen über ihre Erkrankung zu vermitteln. Zu diesem Zweck gibt sie eine Schriftenreihe heraus und stellt Patienteninformationen auf ihrer Internetseite www.grvs.de zur Verfügung.

Der vorliegende Band 2 der GRVS-Schriftenreihe mit dem Titel „Diabetes-Lesebuch" wendet sich an Menschen, die an einem Diabetes mellitus erkrankt sind. Ihnen soll dieser Band helfen, selbstfürsorglich mit sich umzugehen und ihre Krankheit gut und weitgehend selbstständig zu behandeln. Das Buch will helfen, wichtige Ziele zu erreichen: Den Betroffenen soll es gelingen, schwerwiegende Folgekrankheiten des Diabetes hinauszuzögern oder ganz zu vermeiden, und sie sollen sich trotz ihrer chronischen Krankheit eine möglichst hohe Lebensqualität bewahren.

Die GRVS ist eine interdisziplinäre Fachgesellschaft, in der unterschiedliche Berufsgruppen zum Wohl der Patienten zusammenarbeiten. Das Buch beleuchtet daher die Krankheit nicht allein aus der medizinischen Perspektive, sondern es behandelt auch die wichtigen sozialen und psychologischen Aspekte des Diabetes. Es wurde von Fachleuten verfasst, die langjährige Erfahrungen in der Rehabilitation von Menschen mit Diabetes haben. Die beiden Herausgeber Dr. Peter Hübner und Dr. Gundula Ernst haben sich auch wissenschaftlich mit Fragen der Rehabilitation von Patienten mit Diabetes beschäftigt. Ohne deren großes Engagement wäre das Werk nicht entstanden und ihnen sei in erster Linie gedankt. Danke sagt die

GRVS auch allen anderen Autoren für ihre Beiträge und vielen namentlich nicht genannten Patienten, die mit ihren Erfahrungen zum Diabetes-Lesebuch beigetragen haben. Zu guter letzt dankt die GRVS dem Verlag Pabst Science Publishers für die gute Zusammenarbeit bei der Herausgabe des Bandes.

Geleitwort

Liebe Patientin, lieber Patient,

Sie ahnen es oder Sie wissen es: Leben mit Diabetes ist nicht immer einfach. Menschen mit Diabetes müssen im Alltag vieles berücksichtigen, auf manches verzichten und machen sich oft Gedanken um Gesundheit, Zukunft und Lebensqualität.

Dieses Buch ist entstanden als Hilfestellung für Patienten, die sich zu einer Rehabilitationsbehandlung wegen ihres Diabetes mellitus in der Klinik Niederrhein in Bad Neuenahr aufhalten. Es nimmt zahlreiche Erfahrungen und Anregungen aus dem Kreise unserer Patienten auf, von denen wir als Behandlungsteam viel lernen. Wertvolle Beiträge in diesem Buch basieren auf einem gemeinsamen Diabetes-Forschungsprojekt mit der Medizinischen Hochschule Hannover.

Wir möchten Ihnen Unterstützung anbieten, damit Sie ein gutes Leben mit Diabetes führen können. Wir wollen Ihnen unter anderem Informationen geben zu den zeitgemäßen Möglichkeiten der medikamentösen Behandlung, zu einer gesunden und schmackhaften Ernährung, zu sinnvollen Vorsorgemaßnahmen und zu vielen anderen Themen, die für das Leben mit der Erkrankung von Bedeutung sind. Wir wollen es Ihnen damit ermöglichen, Ihren ganz persönlichen Weg im Umgang mit dem Diabetes und zu seiner erfolgreichen Behandlung zu finden.

Im vorliegenden Buch, das Mitarbeiter der Klinik Niederrhein und der Medizinischen Hochschule Hannover gemeinsam verfasst haben, können Sie die Inhalte unserer Diabetes-Schulung nachlesen und vertiefen. Trotz aller Sorgfalt bei der Erstellung der Texte können sich Unrichtigkeiten eingeschlichen haben. Deshalb sind wir für Verbesserungsvorschläge und Kommentare dankbar.

Wir wünschen Ihnen viel Erfolg bei der Behandlung Ihres Diabetes.

Für das Diabetes-Team der Klinik Niederrhein
Dr. Peter Hübner
Ltd. Abteilungsarzt

Inhaltsverzeichnis

Einleitung 11

1. Medizinische Informationen 13
   Einteilung des Diabetes mellitus 16
   Behandlung des Diabetes mellitus 20
   Insuline: Wirkung, Wirkungsablauf, Spritz-Ess-Abstand 29
   Vorsorgeuntersuchungen und Folgeerkrankungen 47
   Risikofaktoren für Gefäßerkrankungen beim Diabetes 56
   Stoffwechselselbstkontrolle 60
   Hypoglykämie (Unterzuckerung) 64
   Ketoazidose und Hyperglykämie (Überzuckerung) 73
   Insulindosisanpassung 76
   Besondere Situationen 87
   Fußvorsorge 92
   Diabetes und Sexualität 96
   Neue Entwicklungen bei der Behandlung
   des Diabetes mellitus 103

2. Ernährung 107
   Bestandteile unserer Nahrung 109
   Blutzuckerwirkung von Lebensmitteln 110
   Gesund und dauerhaft abnehmen 112
   Bestimmung von Berechnungseinheiten (BE) 117
   Getränke 122

3. Sport und Bewegung 125
   Welche Sportarten sind geeignet? 127
   Wann sollte keine anstrengende körperliche Aktivität
   durchgeführt werden? 133
   Was sollten Personen, die Insulin spritzen, beachten? 135

4. Seelische Probleme bei Menschen mit Diabetes 139
   Welche behandlungsbedürftigen seelischen Erkrankungen
   kommen bei Menschen mit Diabetes häufig vor? 146

5. Umgang mit Stress und Belastungen 149

6. Von guten Vorsätzen, Rückfällen und dauerhaften Erfolgen 155

7. Diabetes und Beruf 161
Anpassungen der Diabetes-Therapie an Anforderungen des Arbeitslebens 162
Medizinische Rehabilitation 163

8. Sozialrechtliche Aspekte bei Diabetes 165
Medizinische Leistungen 165
Hilfen zum beruflichen Wiedereinstieg 170
Schwerbehindertenausweis 174
Unterhaltssichernde Leistungen 179
Ansprechpartner 189
Literatur 189

Wenn Sie mehr über Diabetes wissen wollen... 191
Lexikon 195
Wissensquiz 198
Index 201
Abbildungsverzeichnis 203
Tabellenverzeichnis 205
Autoren 207

Einleitung

Der Diabetes mellitus ist eine chronische Stoffwechselstörung, bei der die kompetente Selbstbehandlung durch den Betroffenen eine entscheidende Rolle beim Gelingen der Therapie spielt. Unabdingbare Voraussetzung dafür ist die Schulung der erkrankten Menschen. In ihr werden Informationen zur Entstehung der Krankheit vermittelt. Vor allem aber erfahren die Patienten, welche Notwendigkeiten und Möglichkeiten in der Behandlung bestehen. In vielen Situationen kann der Betroffene[1] verschiedene Wege beschreiten, um sein Behandlungsziel zu erreichen. Es bleibt ihm oft nicht erspart, die unterschiedlichen Möglichkeiten auszuprobieren. Nur so bekommt er ein Gefühl dafür, was funktioniert und was schiefgeht. Aus Fehlern oder misslungenen Versuchen kann man viel lernen, deshalb sind sie zum Teil unvermeidlich und in jedem Fall hilfreich.

Für einen Menschen mit Diabetes ist es sehr wichtig, im Laufe der Zeit ein Gefühl dafür zu bekommen, welche Entscheidungen zur Behandlung (über Insulindosis, Essensmengen, Verhalten bei körperlicher Aktivität usw.) die richtigen sind. Dabei sollte man sich stets auf bereits gemachte gute Erfahrungen verlassen. Das Vertrauen auf positive Erfahrungen ist ein guter Kompass für richtige Entscheidungen.

Andererseits ist es auch wichtig, Zugang zu kompetenter fachlicher Beratung zu haben. Diese erfolgt in der Regel durch medizinisches Fachpersonal (z.B. Ärzte, Diabetesberater, Ernährungsberater). Dadurch erhält man Rückmeldungen zum Verlauf und Erfolg der Behandlung und Anregungen zu eventuell notwendigen Korrekturen. Außerdem kann man vom Fachpersonal Unterstützung bei dem nicht immer einfachen Versuch erhalten, seinen Lebensstil auf die Erfordernisse des Diabetes anzupassen.

---

[1] Aus Gründen der Lesbarkeit haben wir auf geschlechtsneutrale Formulierungen verzichtet. Es sind jedoch stets beide Geschlechter gemeint.

Zur guten Behandlung einer chronischen Erkrankung ist außerdem eine regelmäßige Kontrolle wichtiger Befunde erforderlich. Es ist erwiesen, dass Patienten, die die Kontrolluntersuchungen regelmäßig durchführen lassen, auf Dauer deutlich bessere Behandlungsergebnisse erzielen als Patienten, die selten zu Untersuchungen gehen.

1. Medizinische Informationen

Was ist Diabetes?

Diabetes mellitus (Zuckerkrankheit) ist eine Sammelbezeichnung für sehr unterschiedliche Störungen des Zucker-Stoffwechsels. Ihnen gemeinsam sind erhöhte Blutzuckerwerte, d.h. es ist zu viel Zucker im Blut. Dadurch können auf Dauer Folgeerkrankungen an verschiedenen Organen wie Augen, Nieren, Nerven, Herz, Gehirn entstehen. Beim Diabetes mellitus spielt das Hormon Insulin eine Schlüsselrolle.

Die Diagnose Diabetes wird gestellt, wenn
- zweimal ein Nüchternblutzucker von mindestens 110 mg/dl (6,1 mmol/l) im Kapillarblut (z.B. aus der Fingerbeere) bzw. von mehr als 126 mg/dl (7,0 mmol/l) im Blutplasma gemessen wird, oder
- 2 Stunden nach einer Einnahme von einer größeren Menge von Traubenzucker ein Blutzuckerwert von über 200 mg/dl (11,1 mmol/l) gemessen wird, oder
- ein Blutzucker-Langzeitwert (HbA1c-Wert) von 6,5% (48 mmol/l) oder mehr gemessen wird.

Bei Menschen mit einem Diabetes mellitus ist der Blutzucker chronisch erhöht. Auf Dauer können die erhöhten Werte zu Folgeerkrankungen an verschiedenen Organen führen. Aber auch akute Entgleisungen der Blutzuckerwerte können bedrohlich sein.

Wie hängen Blutzucker und Insulin zusammen?

Wenn wir etwas essen, wird die aufgenommene Nahrung im Magen und Darm aufgespalten und in ihre verschiedenen Bestandteile zerlegt. So wird z.B. Traubenzucker (Glucose) gewonnen. Der Zucker wird in die Blutgefäße abgegeben und mit dem Blut zu den Organen und Muskeln transportiert. Er wird von den Zellen des Körpers als Energielieferant benötigt (z.B. für Atmung, Muskelarbeit, Denken). Damit der Zucker in die Zelle gelangen und dort genutzt werden kann, brauchen wir den Botenstoff Insulin, der in der Bauchspeicheldrüse (Pankreas) gebildet wird. Insulin wirkt wie ein Schlüssel, der die Zelle für den Zucker öffnet. Erst mit Hilfe des Hormons Insulins steht der Zucker zur Energiegewinnung zur Verfügung. Ist kein Insulin vorhanden, kann der Zucker nicht in die Zellen gelangen und bleibt in den Blutgefäßen. Der Blutzucker steigt und zugleich erhält der Mensch zu wenig Energie. Der Vergleich mit einem Auto verdeutlicht das Prinzip: Die Energie für die Fortbewegung eines Autos wird aus dem Benzin gewonnen. Der Treibstoff muss mit Hilfe der Benzinpumpe (= Insulin) aus dem Tank über Leitungen (= Blutgefäße) in den Motor gelangen, um dort verbrannt zu werden. Funktioniert die Benzinpumpe nicht richtig, kann das Auto nicht oder nur eingeschränkt fahren.

Wie Benzin im Automotor wird Zucker im menschlichen Körper verbrannt, vor allem in den Muskeln. Zucker, der nicht sofort zur Energiegewinnung benötigt wird, wird von der Leber in Fett oder Stärke (Glykogen) umgewandelt und gespeichert. Steht kein Zucker zur Verfügung (z.B. in den Morgenstunden, beim Sport oder in Fastenzeiten), gewinnt der Körper die notwendige Energie aus diesen Reserven. Beim Fettabbau entstehen jedoch als Abfallprodukt Ketonkörper (z.B. Aceton), die in großen Mengen zu einer gefährlichen Übersäuerung des Blutes führen können (Ketoazidose). Der Körper versucht, die Ketonkörper über Lunge, Haut und Urin auszuscheiden. Ketonkörper im Urin sind daher ein Zeichen für eine Stoffwechselentgleisung bei zu hohem Blutzucker. Mit Hilfe von Urinteststreifen sind sie nachweisbar.

> **Warnzeichen sind Symptome durch zu hohe Blutzuckerwerte:**
> • Harndrang, häufiges Wasserlassen in großen Mengen
> • Durst, der durch das häufige Wasserlassen bedingt ist
> • Müdigkeit und Muskelschwäche
> • Gewichtsverlust
> • Sehstörungen
> • Juckreiz, Entzündungen der Haut

• schlecht heilende Wunden, Harnwegsinfekte
• Acetongeruch des Atems

Diabetisches Koma (Coma diabeticum)

Bei sehr stark erhöhten Blutzuckerwerten (über 300 mg/dl) kann es, vor allem bei Menschen mit Diabetes Typ 1, zu einer Stoffwechselentgleisung kommen, die zu Bewusstlosigkeit führt. Dieses diabetische Koma ist lebensgefährlich! Häufig tritt es im Zusammenhang mit Infektionen wie Grippe oder Lungenentzündung auf. Es kommt bei gut geschulten Menschen mit Diabetes sehr selten vor.

Mögliche Anzeichen eines beginnenden diabetischen Komas:
• Übelkeit, Erbrechen
• Kopfschmerzen
• Bauchschmerzen
• sehr tiefe, angestrengte Atmung
• Bewusstseinstrübung, später Bewusstlosigkeit

Insulin wird zur Energiegewinnung benötigt. Es schleust den Zucker in die Zellen. Fehlt Insulin, kommt es zu einer Blutzuckererhöhung. Sehr stark erhöhte Blutzuckerwerte können zu einer gefährlichen Stoffwechselentgleisung „nach oben" (Ketoazidose) und zum diabetischen Koma führen.

15

Einteilung des Diabetes mellitus

In Deutschland sind mehr als 6 Millionen Menschen an Diabetes erkrankt. Ca. 5% davon sind an einem Diabetes Typ 1 erkrankt, mehr als 90% an einem Diabetes Typ 2.

Diabetes mellitus Typ 1

Der Diabetes Typ 1 tritt meist bei jungen normalgewichtigen Menschen auf. Es gibt jedoch auch Ausnahmen, weshalb die frühere Bezeichnung „jugendlicher Diabetes" nicht mehr benutzt werden sollte. Diese Diabetesform erfordert immer eine lebenslange Insulinbehandlung, da die Bauchspeicheldrüse kaum oder gar kein Insulin mehr bilden kann.

Der Körper bildet Abwehrstoffe (Antikörper) gegen seine eigenen Insulin bildenden Zellen in der Bauchspeicheldrüse, die dadurch zerstört werden. Die Ursache hierfür ist noch nicht endgültig geklärt. Infektionen durch Viren und eine erbliche Veranlagung spielen möglicherweise eine Rolle. Die Diagnose eines Diabetes Typ 1 kann durch den Nachweis der entsprechenden Antikörper im Blut sicher gestellt werden.

Der Beginn der Erkrankung ist meist plötzlich, die Blutzuckerwerte sind stark erhöht. Die Patienten haben oft starken Durst, müssen viel Urin lassen und verlieren an Gewicht. Ein diabetisches Koma kann auftreten.

Bei einem Teil der Patienten tritt nach der akuten Phase für einige Wochen oder Monate eine Erholung der Insulinproduktion in der Bauchspeicheldrüse ein (Remissionsphase). Die Insulin produzierenden Zellen können vorübergehend wieder Insulin herstellen. Nach der Remissionsphase hört die körpereigene Insulinproduktion endgültig auf.

Diabetes mellitus Typ 2

Der Diabetes Typ 2 wurde früher oft als „Altersdiabetes" bezeichnet. Die meisten Menschen sind bei Erkrankungsbeginn älter als 40 Jahre, es gibt aber auch zunehmend jüngere Betroffene. Der Beginn ist schleichend. Beschwerden können Abgeschlagenheit, Wundheilungsstörungen oder häufiges Wasserlassen sein. Viele Personen mit einem Diabetes Typ 2 aber haben keine Beschwerden, so dass die Diagnose oft ein Zufallsbefund bei Routineuntersuchungen ist.

Bei der Entstehung des Typ-2-Diabetes spielt unser Lebensstil mit übermäßiger Ernährung und Bewegungsmangel eine maßgebliche Rolle. Zusätzlich begünstigt lang anhaltender Stress den Ausbruch der Erkrankung und beeinflusst ihren weiteren Verlauf. Aber auch die Vererbung hat Einfluss. Mindestens die Hälfte aller Patienten hat zuckerkranke Vorfahren. Der Diabetes Typ 2 ist Bestandteil des metabolischen Syndroms, einem Zusammenwirken mehrerer Erkrankungen bzw. Risikofaktoren.

Folgende Kombinationen von Erkrankungen bzw. Störungen finden sich häufig bei Menschen mit einem Metabolischen Syndrom:

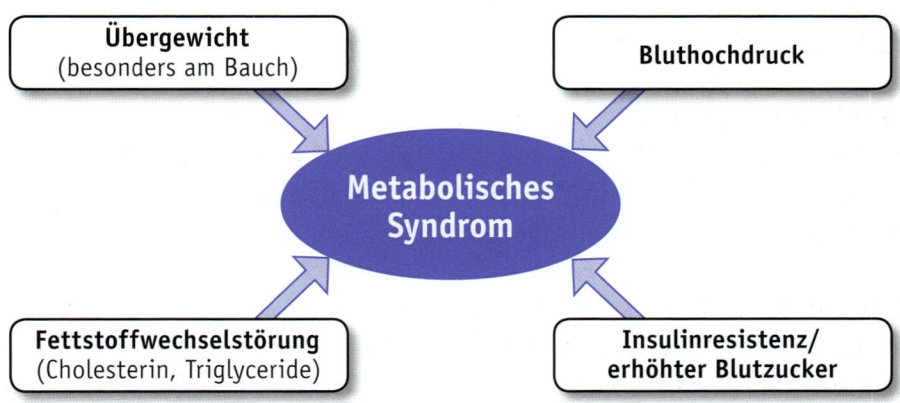

Abbildung 1:
Wichtige Bestandteile des metabolischen Syndroms

- Bluthochdruck (Arterielle Hypertonie)
- Neigung zu Übergewicht
- Fettstoffwechselstörung (Dyslipoproteinämie)
- Schlaf-Apnoe-Syndrom
- Nicht-alkoholische Fettleber
- Erhöhte Harnsäure-Werte/Gicht

Wegweisende Laboruntersuchungen zur Diagnose eines Diabetes Typ 2 existieren derzeit nicht. Es gibt jedoch Fragebögen, mit denen man das Risiko abschätzen kann, an einem Diabetes Typ 2 zu erkranken (z.B. FINDRISK®).

Die Insulinwirkung ist Patienten mit einem metabolischen Syndrom abgeschwächt (Insulinresistenz oder -unempfindlichkeit). Man kann sich das so vorstellen: Die Muskelzellen lassen sich für Zucker nur mittels eines Schlüssels (Insulin) öffnen. Beim metabolischen Syndrom sind die erforderlichen Schlüssellöcher deformiert und verhindern so die volle Insulinwirkung. Übergewicht und Bewegungsmangel sind hierfür die Ursachen. Die Bauchspeicheldrüse versucht in den ersten Krankheitsjahren durch eine Mehrproduktion von Insulin den Wirkungsverlust auszugleichen. Insulin und Insulinvorstufen (C-Peptid) sind im Blut der Betroffenen vermehrt nachweisbar.

In späteren Krankheitsstadien erschöpft sich die Bauchspeicheldrüse häufig und die Insulinproduktion lässt nach. Es kommt zum Insulinmangel, so dass dann eine Insulinbehandlung erforderlich werden kann.

Da sich die Bestandteile des metabolischen Syndroms wechselseitig beeinflussen, führen regelmäßige körperliche Aktivität und eine Gewichtsabnahme bei übergewichtigen Menschen mit Diabetes Typ 2 meist zu einem Rückgang der Insulinresistenz (die Schlüssellöcher erhalten wieder ihre ursprüngliche Form). Die Insulinwirkung wird dadurch gebessert und die Blutzuckerwerte sinken. Auch der Blutdruck und die Blutfette können dadurch positiv beeinflusst werden. Auf der anderen Seite kann eine Steigerung des Gewichtes zu einer weiteren Zunahme der Insulinresistenz, des Bluthochdrucks und der Fettstoffwechselstörung führen.

Wesentliche Bestandteile zur Behandlung des Metabolischen Syndroms:

- Gesunde Ernährung mit dem Ziel einer Gewichtsabnahme
- Vermehrte körperliche Bewegung
- Stressabbau
- Gegebenenfalls medikamentöse Therapie gegen Bluthochdruck, Fettstoffwechselstörung und Insulinresistenz

> Durch Gewichtsabnahme und regelmäßige körperliche Bewegung wird nicht nur der Diabetes verbessert, sondern auch der Bluthochdruck und die Blutfette günstig beeinflusst.
> **Je mehr Sie davon umsetzen, desto größer wird Ihr Erfolg sein!**

Sonstige Diabetesformen

2-5% der Menschen mit Diabetes sind an anderen Diabetesformen erkrankt. Entzündungen der Bauchspeicheldrüse, die verschiedene Ursachen haben können (u.a. Gallengangssteine, Medikamente, Alkohol), können zu einer verringerten Insulinbildung führen. Auch nach Operationen an der Bauchspeicheldrüse kann durch eine Verminderung der Insulin produzierenden Zellen ein Diabetes mellitus entstehen (Diabetes Typ 3, pankreopriver Diabetes), der in der Regel eine Insulintherapie erforderlich macht. Ebenso kann eine Eisenspeicherkrankheit (Hämochromatose) einen Diabetes zur Folge haben. Eine weitere Form ist der Schwangerschaftsdiabetes, der erstmalig in der Schwangerschaft auftritt und das Auftreten eines späteren Diabetes in späteren Lebensjahren begünstigt.

Behandlung des Diabetes mellitus

Ziele der Behandlung des Diabetes mellitus in jeder Form sind:
- Vermeidung einer akuten Stoffwechselentgleisung,
- Verhinderung von Spätfolgen,
- Bewahrung einer möglichst guten Lebensqualität.

Ein zentrales Element für eine gute Behandlung von Menschen mit Diabetes ist die Schulung der Betroffenen. In der Schulung werden die Grundlagen für das Verständnis der Krankheit gelegt, indem das notwendige Wissen vermittelt wird. Ausführlich wird dargelegt, welche verschiedenen Möglichkeiten der Behandlung bestehen. Viel Raum sollte dafür vorhanden sein, die Notwendigkeit und die Chancen einer Veränderung des Lebensstils zu besprechen. Die Schulung soll den Patienten auch die Möglichkeiten geben, Probleme und Sorgen in Zusammenhang mit dem Diabetes zur Sprache zu bringen. Schließlich dient eine Schulung dazu, dass betroffene Menschen in einen Austausch miteinander treten können. Es ist durch

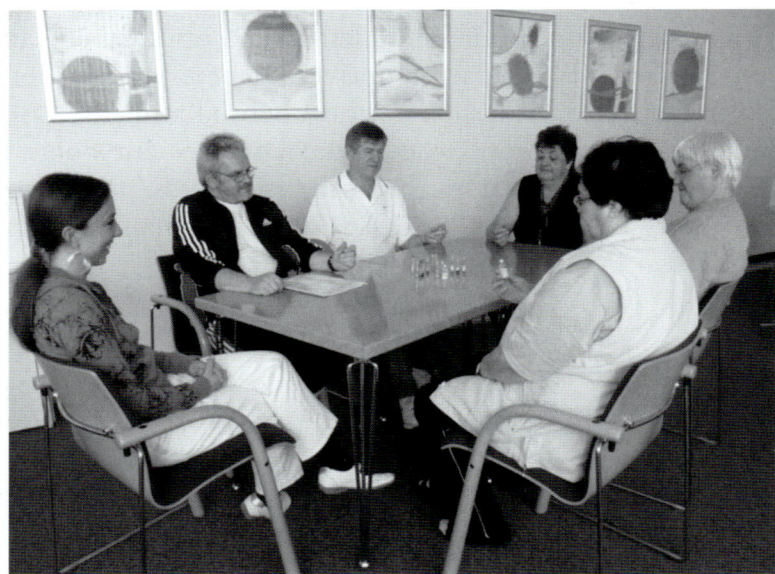

Abbildung 2:
Schulung ist ein wesentlicher Bestandteil der Behandlung mit Diabetes.

viele wissenschaftliche Untersuchungen belegt, dass Schulungen die Behandlungsergebnisse und die Lebensqualität für die betroffenen Menschen verbessern. Es hat sich als sinnvoll erwiesen, Patienten mit Diabetes in regelmäßigen Abständen den Besuch von Schulungen anzubieten.

Die Behandlung des Diabetes Typ 1 besteht im Wesentlichen in einer regelmäßigen Insulinzufuhr mittels Spritze, Pen oder Insulinpumpe. Die jeweils gespritzten Insulindosen müssen auf die Menge der verzehrten Kohlenhydrate, auf den Umfang der körperlichen Aktivität und auf äußere Einflüsse (z.B. Stress) abgestimmt werden. Einzelheiten dazu erfahren Sie in den entsprechenden Kapiteln dieses Buches.

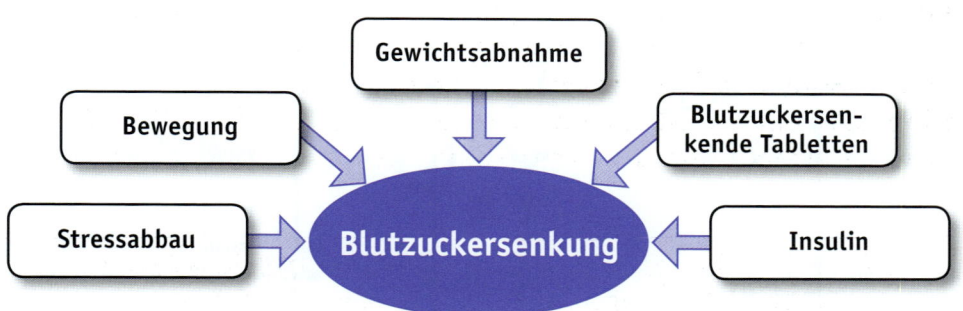

Abbildung 3:
Die Behandlung des Diabetes Typ 2 beruht auf mehreren Elementen.

Die nicht-medikamentöse Therapie
(Ernährung, Bewegung, Stressabbau)

Menschen mit Diabetes Typ 2 sind zumeist übergewichtig. Die Wirkung des Insulins ist bei ihnen abgeschwächt (Schlüssellöcher an der Zelle sind verformt). Eine Gewichtsabnahme führt oft zu einer Wiederherstellung der ursprünglichen Form der Schlüssellöcher, dadurch wirkt das Insulin wieder besser und der Blutzucker sinkt.

Das Ausmaß des Übergewichts kann durch den Body Mass Index (BMI) bestimmt werden. Er beschreibt das Verhältnis zwischen

Größe (m)   Gewicht (kg) Body-Mass-Index (BMI)

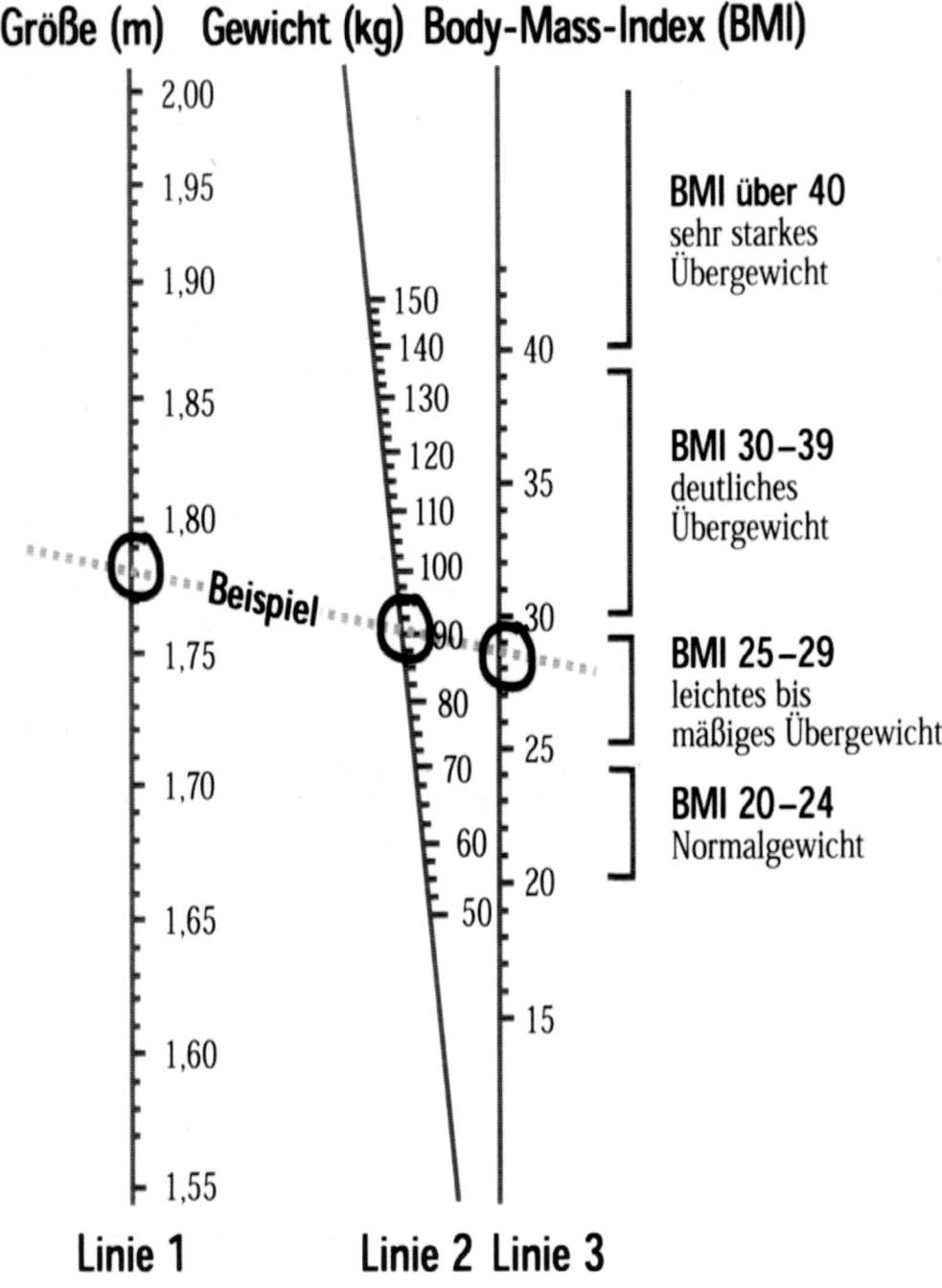

Abbildung 4:
Ermittlung des BMI

Körpergröße und Körpergewicht. Dazu wird das Körpergewicht in Kilogramm (kg) durch das Quadrat der Körpergröße in Metern (m) geteilt; die Einheit ist kg/m². Beispiel: Ein Mensch mit einer Größe von 1,78 m und einem Körpergewicht von 90 kg hat einen BMI von 28,4 kg/m². Er ist somit übergewichtig.

Oft reichen schon wenige Kilogramm Gewichtsabnahme aus, um eine deutliche Verbesserung der Blutzuckerwerte und der Begleiterkrankungen des metabolischen Syndroms zu erreichen. Statt schneller, meist nur vorübergehend erfolgreicher „Crash-Diäten" sollten Sie jedoch lieber eine langsame, dafür aber dauerhafte Gewichtsreduktion anstreben. Dies erreichen Sie durch eine ausgeglichene Ernährung, bei der besonders kalorienreiche Nahrungsmittel, die viel Zucker und Fett enthalten, eingespart werden (s. Kapitel Ernährung). Regelmäßige körperliche Betätigung führt ebenfalls zu einer Verbesserung der Blutzuckerwerte. Einerseits unterstützt Bewegung die Gewichtsabnahme, anderseits wird die Wirkung des Insulins an der Zelle verbessert (die Türen sind leichter zu öffnen, s. Kapitel 3, Sport und Bewegung).

Auch die Verringerung von Stress, der als Belastung erlebt wird, kann zu einer deutlichen Verbesserung der Blutzuckerwerte, der Blutdruckwerte und des allgemeinen Wohlbefindens führen (s. Kapitel 5, Umgang mit Stress und Belastungen).

Bewerten Sie Ihr Gewicht selbst mit Hilfe der Abbildung 4 auf Seite 22! Um Ihren BMI zu ermitteln, verbinden Sie mit einem Lineal Ihre Körpergröße auf Linie 1 mit Ihrem Körpergewicht auf Linie 2. Auf Linie 3 können Sie Ihren BMI ablesen.

Die medikamentöse Therapie
(Blutzuckersenkende Tabletten, Insulin)

Jeder Mensch mit Diabetes ist unterschiedlich. Es gibt Übergewichtige und Normalgewichtige, Junge und Alte, manche haben bereits Folge- oder Begleiterkrankungen, andere nicht. Also muss die Therapie individuell ausgewählt und auf den Einzelfall angepasst werden.

Es gibt mehrere Gruppen von blutzuckersenkenden Tabletten (sog. orale Antidiabetika), die unterschiedliche Wirkweisen haben. Häufig wird eine Kombinationstherapie angewendet, die den Bedürfnissen des Betroffenen angepasst ist. Entscheidend ist, dass langfristig Blutzuckerwerte im angestrebten therapeutischen Bereich erreicht werden.

1. Biguanide: Metformin (z.B. Glucophage®, Siofor®, Mediabet®, Meglucon®)

2. Sulfonylharnstoffe: Glibenclamid (z.B. Euglucon N®, Glibenhexal®, Glibenclamid®, Duraglucon®), Glimepirid (Amaryl®)

3. Glinide: Repaglinid (Novonorm®), Nateglinid (Starlix®)

4. Glucosidasehemmer: Acarbose (Glucobay®)

5. Glitazone oder „Insulinsensitizer": Pioglitazon (Actos®)

6. Inkretine und Inkretin-Mimetika: z.B. Exenatide (Byetta®), Liraglutide (Victoza®), Sitagliptin (Januvia®), Vildagliptin (Galvus®)

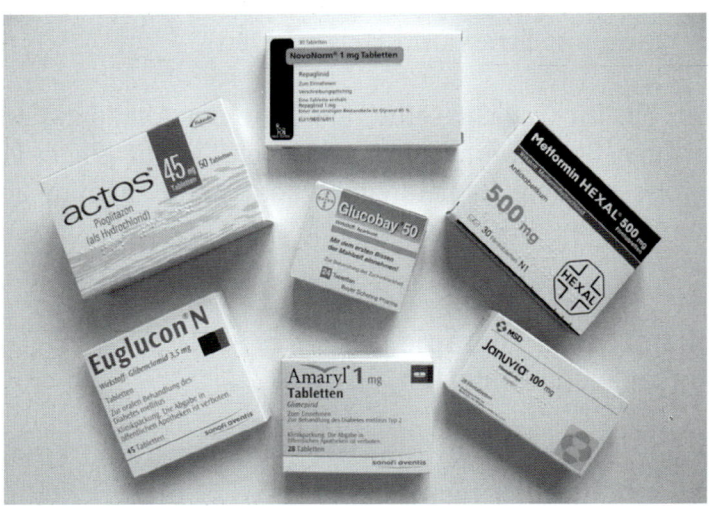

Abbildung 5:
Zur Behandlung des Diabetes werden unterschiedliche Medikamente angeboten.

1. Biguanide

Wirkung: Metformin führt zu einer Verbesserung der Insulinwirkung an den Zellen, dadurch wird die Zuckeraufnahme in die Zellen gesteigert. In der Leber wird die Zuckerneubildung gehemmt. Außerdem findet eine verzögerte Zuckeraufnahme aus dem Darm statt. Metformin eignet sich besonders bei übergewichtigen Menschen mit metabolischem Syndrom. Der Fettstoffwechsel wird günstig beeinflusst, wodurch es zu einer leichten Gewichtsabnahme kommt.

Nebenwirkungen: Metallischer Geschmack, Magen-/Darmbeschwerden bei Therapiebeginn. Diese unangenehmen Nebenwirkungen lassen sich abschwächen oder ganz vermeiden, wenn man die Behandlung mit Metformin in einer geringen Dosis beginnt. Die früher gefürchtete Milchsäurevergiftung kommt bei richtiger Anwendung praktisch nicht vor. Es besteht keine Gefahr einer Unterzuckerung (Hypoglykämie)!

Biguanide sollten nicht angewandt werden bei Leber- oder Nierenfunktionsstörungen, schweren Herz- und Lungenerkrankungen, schweren Durchblutungsstörungen und Alkoholismus. Metformin sollte von Menschen über 65 Jahren nicht mehr eingenommen werden. Mehrere Tage vor operativen Eingriffen sollte Metformin abgesetzt werden.

Metformin gilt nach allen internationalen Leitlinien als Basispräparat in der Behandlung des Diabetes Typ 2.

2. Sulfonylharnstoffe

Wirkung: Diese Medikamente steigern die Insulinausschüttung aus der Bauchspeicheldrüse. Voraussetzung ist, dass die Bauchspeicheldrüse noch Insulin produziert. Da aufgrund der langen Wirkdauer der Medikamente (Glibenclamid ca. 12 Stunden, Glimepirid ca. 24 Stunden) auch unabhängig vom Blutzuckerwert zwischen den Mahlzeiten vermehrt Insulin freigesetzt wird, sind Unterzuckerungen möglich. Es ist daher ratsam, mehrere kleine, kohlenhydratreiche Mahlzeiten über den Tag verteilt zu essen und stets Traubenzucker dabei zu haben.

Nebenwirkungen: **Hypoglykämiegefahr** (Die Unterzuckerung kann auch noch viele Stunden nach der Medikamenteneinnahme auftreten!). Magen- und Darmbeschwerden, allergische Hautreaktionen, Alkoholunverträglichkeit, Gefahr einer Gewichtszunahme.

Bei übergewichtigen Personen sind Sulfonylharnstoffe nicht das Mittel der ersten Wahl. Nicht angewandt werden sollten Sulfonylharnstoffe bei Leber- und Nierenschäden und in der Schwangerschaft.

Durch die Wechselwirkung mit anderen Substanzen kann es zu einer Wirkungsverstärkung kommen. Es besteht Hypoglykämiegefahr! Substanzen, die die Wirkung verstärken, sind Betablocker, Alkohol, Aspirin, Marcumar (Cumarin) und Sulfonamid (Antibiotikum).

3. Glinide

Wirkung: Repaglinid wirkt ähnlich wie die Sulfonylharnstoffe, nur ist die Wirkdauer wesentlich kürzer (ca. vier Stunden). Das Unterzuckerungsrisiko ist geringer, da es zwischen den Mahlzeiten zu keiner vermehrten Insulinfreisetzung kommt. Repaglinid wird vor jeder Hauptmahlzeit eingenommen, so dass die Mahlzeiten flexibler gestaltet werden können.

Nateglinid ist ein Wirkstoff, der eine noch kürzere Wirkdauer als Repaglinid hat. Die Insulinfreisetzung wird nur kurz nach den Mahlzeiten stimuliert. Das Wirkmaximum liegt unter einer Stunde. Die Insulinabgabe ist außerdem von der Höhe des Blutzuckers abhängig. Es kommt somit zu weniger Unterzuckerungen.

Nebenwirkungen: Geringe Hypoglykämiegefahr. Bei eingeschränkter Nierenfunktion sollte Repaglinid nicht eingenommen werden.

4. Glucosidasehemmer

Wirkung: Diese Medikamente hemmen die Blutzuckeraufnahme aus dem Darm, es kommt zu einem langsameren und geringeren Blutzuckeranstieg. Die Blutfettkonzentration wird günstig beeinflusst. Das Medikament muss zu den Mahlzeiten eingenommen werden.

Nebenwirkungen: Durchfall, Bauchschmerzen und starke Blähungen. Keine Hypoglykämiegefahr! Bei Unterzuckerungen durch Kombination mit anderen Medikamenten hilft nur reiner Traubenzucker! Bei schweren Leber- oder Darmerkrankungen darf dieses Medikament nicht eingenommen werden.

5. Glitazone (Insulinsensitizer)

Wirkung: Glitazone bewirken, dass die Rezeptoren der Zelle wieder empfindlich für Insulin werden. Die Zuckeraufnahme wird verbessert, der Insulinbedarf gesenkt. Außerdem wird die Zuckerneubildung in der Leber gesenkt.

Nebenwirkungen: Leichte Wassereinlagerungen, evtl. Gewichtszunahme. Bei Frauen besteht unter Umständen ein erhöhtes Risiko von Knochenbrüchen. Keine Hypoglykämiegefahr.

Glitazone dürfen nicht angewandt werden bei Leber- oder Nierenschäden sowie Herzschwäche. Das Nebenwirkungspotenzial der Glitazone ist noch nicht hinreichend geklärt.

6. Inkretinbasierte Therapien (GLP-1-Analoga und DPP-4-Hemmer)

Wirkung: Inkretine steigern (wie das aus der Darmwand abgegebene körpereigene Hormon GLP-1) die Insulinproduktion bei höheren Blutzuckerwerten, z.B. nach Mahlzeiten. Sie drosseln die Zuckerproduktion in der Leber, verzögern die Magenentleerung und verstärken das Sättigungsgefühl.

Byetta® und Victoza® müssen wie Insulin ein- bis zweimal täglich unter die Haut gespritzt werden, Januvia® und Galvus® sind als Tablette erhältlich.

Nebenwirkungen: Je nach Präparat Übelkeit, schnupfenähnliche Beschwerden und Durchfälle. Die Inkretine und Inkretin-Mimetika weisen noch keinen hohen Erprobungsgrad auf. Auf dem Markt werden zahlreiche Kombinationspräparate angeboten, die zwei oder mehrere Wirkstoffe enthalten. Sie führen oft zu verbesserten Blutzuckerwerten. Das Risiko von Nebenwirkungen ist bei ihnen allerdings erhöht.

Insuline:
Wirkung, Wirkungsablauf, Spritz-Ess-Abstand

Zur Senkung des Blutzuckers gibt es verschiedene Behandlungsstrategien mit unterschiedlichen Insulintypen. Früher wurde Insulin aus gereinigtem Rinder- oder Schweineinsulin hergestellt. Heute werden ausschließlich synthetisch hergestellte Insuline vertrieben. Das Schweineinsulin, das aus der Bauchspeicheldrüse von Schweinen gewonnen wird, steht seit 2006 nicht mehr auf dem deutschen Markt zur Verfügung und muss bei Bedarf aus dem Ausland importiert werden.

Um zu hohe oder zu niedrige Blutzuckerwerte zu vermeiden, ist es sehr wichtig, das Wirkprofil des gespritzten Insulins zu kennen. Auch sollte der Name des verwendeten Insulins bekannt sein, damit man sich im Notfall (z.B. Verlust des Pens) den richtigen Ersatz besorgen kann.

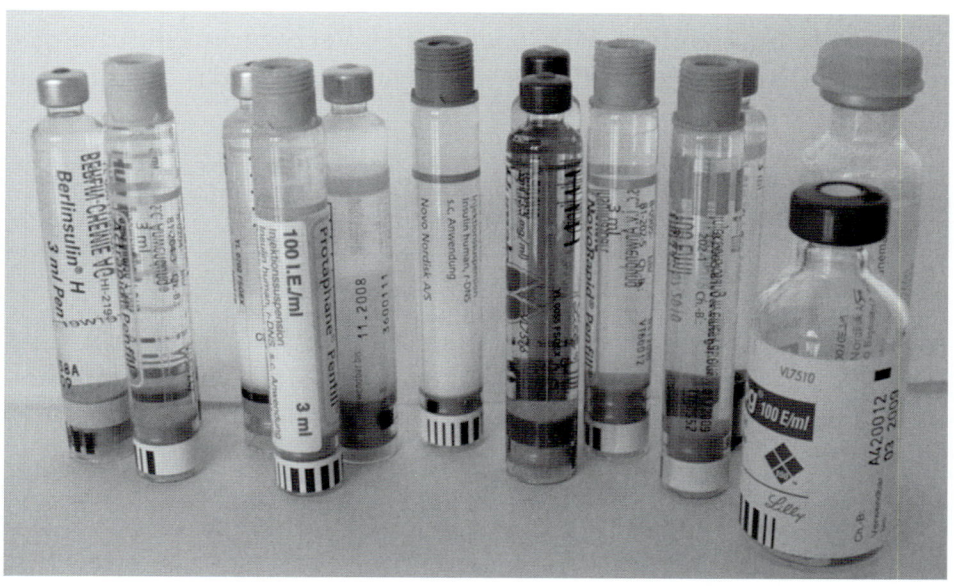

Abbildung 6:
Insuline mit unterschiedlicher Wirkdauer tragen zu einer guten Behandlung bei.

29

Normalinsulin (NI) ist ein schnell wirksames Insulin, es ist dem aus der Bauchspeicheldrüse abgegebenen Insulin ähnlich.

| Actrapid HM® | Insuman Rapid® | Huminsulin Normal® |
| Insulin B. Braun Rapid® | Berlinsulin H Normal® | |

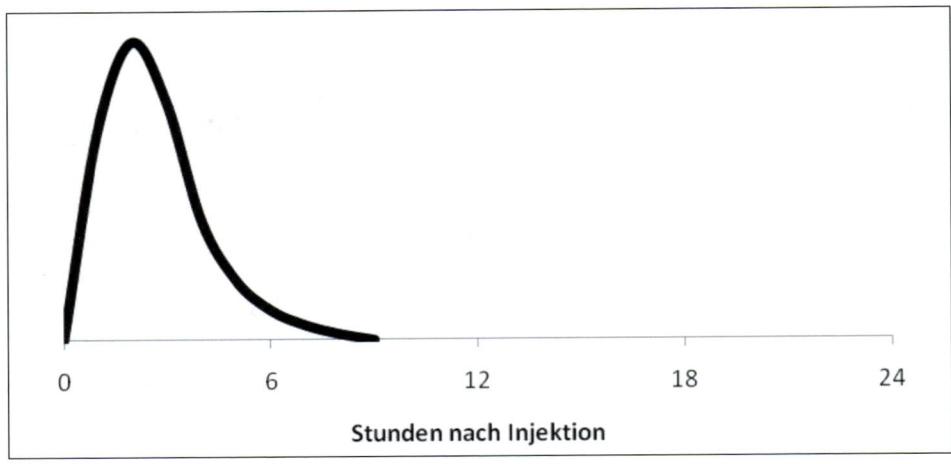

0   6   12   18   24

Stunden nach Injektion

Abbildung 7: Wirkprofil von Normalinsulin

Verzögerungsinsulin (VI), auch NPH-Verzögerungsinsulin genannt, enthält einen Stoff, der dafür sorgt, dass das Insulin nur langsam ins Blut abgegeben wird.

| Protaphane HM® | Insuman Basal® | Huminsulin Basal® |
| Insulin B. Braun Basal® | Berlinsulin H Basal® | |

Mischinsulin (MI) ist eine Kombination aus Normalinsulin und Verzögerungsinsulin oder aus Analoginsulin und Verzögerungsinsulin. Die Mischinsuline liegen in unterschiedlichen Mischungsverhältnissen vor.

Actraphane HM® 30 oder 50	Berlinsulin H® 30/70
B. Braun Comb® 30/70	Novo Mix® 30
Humalog Mix® 25 oder 50	Liprolog Mix® 25 oder 50
Insuman comb® 15, 25 oder 50	

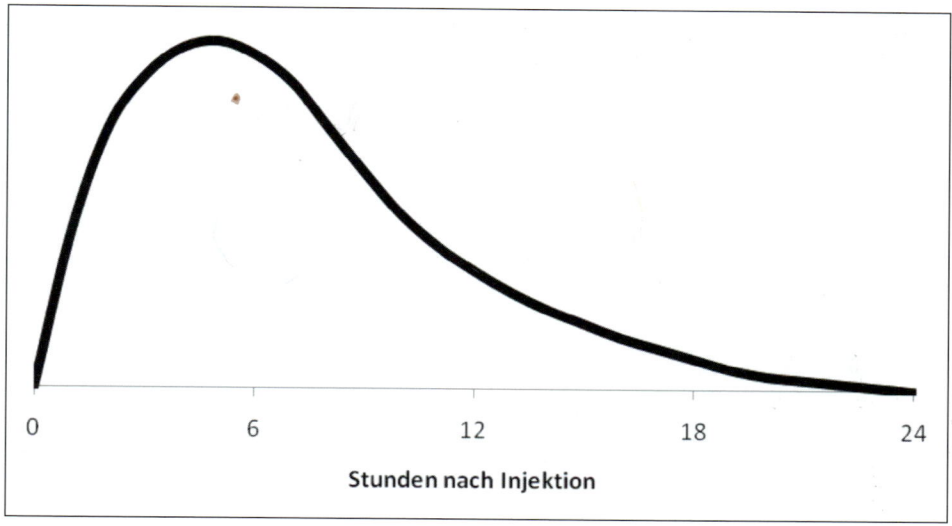

Abbildung 8: Wirkprofil von Verzögerungsinsulin

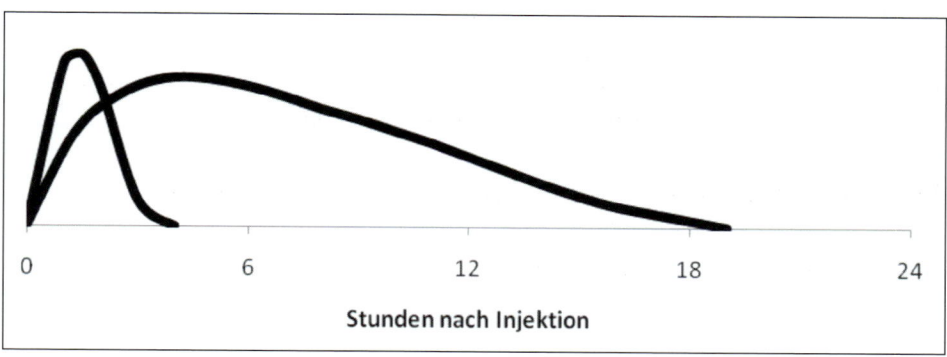

Abbildung 9: Wirkprofil von Mischinsulin

Analoginsuline (AI) sind gentechnisch veränderte Insuline. Sie haben dadurch einen sehr schnellen Wirkungseintritt und eine kurze Wirkdauer bzw. einen sehr verzögerten Wirkungsbeginn mit einer besonders langen Wirkdauer. Die Kostenerstattung muss unter Umständen mit der Krankenkasse geklärt werden.

Kurzwirksam

| Novo Rapid® | Apidra® | Humalog® | Liprolog® |

31

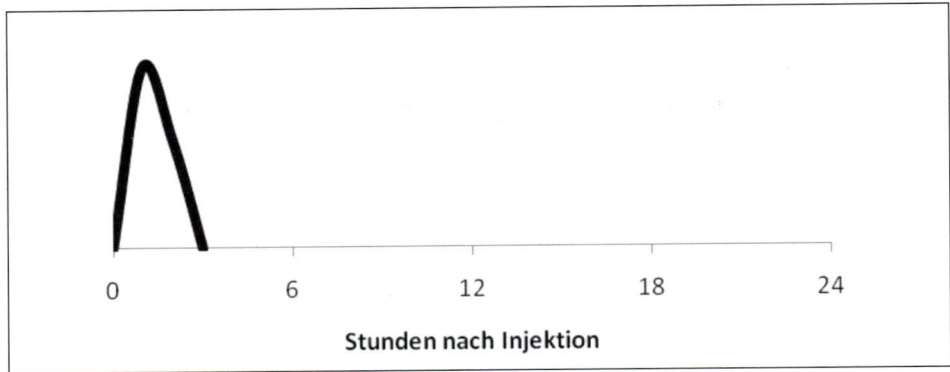

Abbildung 10:
Wirkprofil kurzwirksames Analoginsulin

Langwirksam

Detemir. Gentechnisch verändertes Langzeit-Analoginsulin. Seine Wirkdauer soll 16 Stunden und länger betragen, ist jedoch dosis-abhängig.

Levemir®

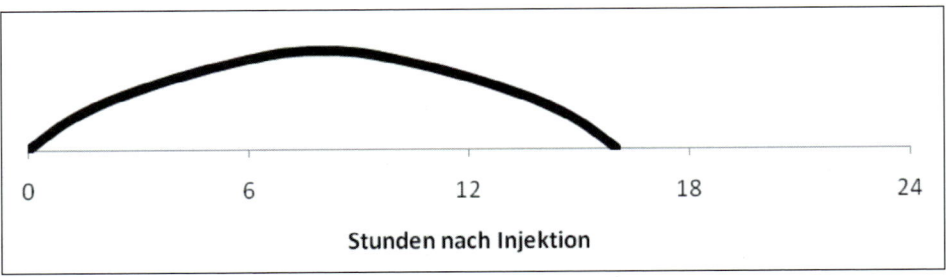

Abbildung 11:
Wirkprofil langwirksames Analoginsulin Levemir®

Glargin. Gentechnisch verändertes Langzeit-Analoginsulin, das kein Wirkungsmaximum haben soll. Seine Wirkungsdauer beträgt 24 Stunden und länger.

Lantus®

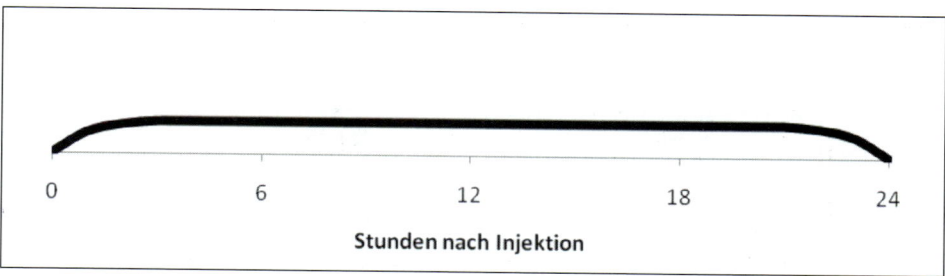

0   6   12   18   24

Stunden nach Injektion

Abbildung 12:
Wirkprofil langwirksames Analoginsulin Lantus®

Tabelle 1:
Wirkungsablauf der Insuline

	Normalinsulin	**Verzögerungs-insulin****	**Mischinsulin**
Wirkungseintritt	nach 15-30 Min.	nach 1-2 Stunden	nach 15-30 Min.
Wirkungsmaximum	nach 2 Stunden	nach 4-6 Stunden	nach 2-4 Stunden nach 4-6 Stunden
Wirkungsdauer*	4-6 Stunden	8-12 Stunden	8-12 Stunden
Spritz-Ess-Abstand	15-30 Min. (abhängig vom BZ, s. Tabelle)	Injektion unabhängig von Mahlzeiten	15-30 Min.

*   größere Mengen wirken länger
** abhängig von Mischungsverhältnis

Tabelle 2:
Wirkungsablauf der Analoginsuline

	Kurzwirkendes Analoginsulin	**Langwirksames Analoginsulin**	
		Lantus®	**Levemir®**
Wirkungseintritt	sofort	nach 3-4 Stunden	nach ca. 2-3 Stunden
Wirkungsmaximum	nach 1 Stunde	keins	6-8 Stunden (dosisabhänggig)
Wirkungsdauer*	2-4 Stunden	24 Stunden	16 bis zu 24 Stunden
Spritz-Ess-Abstand	keiner (abhängig vom BZ)		

*   größere Mengen wirken länger

33

Spritz-Ess-Abstand

Der Spritz-Ess-Abstand ist die Zeit zwischen der Insulininjektion und der Einnahme der Mahlzeit.

– Für Verzögerungsinsuline gilt in der Regel kein Spritz-Ess-Abstand, sie werden unabhängig von den Mahlzeiten gespritzt.

– Bei Mischinsulin wird normalerweise 15 bis 30 Minuten vor der Mahlzeit gespritzt. Wenn der Blutzucker über 250 mg/dl liegt, ist es ratsam, einen Spritz-Ess-Abstand von 45 bis 60 Minuten einzuhalten. Bei sehr niedrigen Blutzuckerwerten kann auf einen Spritz-Ess-Abstand verzichtet werden. Unter Umständen kann sogar erst unmittelbar nach der Mahlzeit gespritzt werden.

– Für Normalinsulin hängt der empfohlene Spritz-Ess-Abstand vom Blutzuckerwert ab. Durch das Einhalten dieser Abstände können hohe Blutzuckerwerte nach der Mahlzeit vermieden werden. Es sollte nach dem Spritzen jedoch nicht länger als 60 Minuten mit dem Essen gewartet werden, da es sonst zu einer Unterzuckerung kommen kann.

Tabelle 3:
Spritz-Ess-Abstand bei Normalinsulin

Blutzucker vor dem Essen	Empfohlener Spritz-Ess-Abstand bei kurzwirkendem Normalinsulin
unter 80 mg/dl	nach dem Essen spritzen
80 bis 120 mg/dl	unmittelbar vor dem Essen
121 bis 160 mg/dl	15 Min. vor dem Essen
161 bis 200 mg/dl	30 Min. vor dem Essen
201 bis 300 mg/dl	45 Min. vor dem Essen
über 300 mg/dl	60 Min. vor dem Essen

In besonderen Situationen (z.B. unvorhergesehene Nahrungsaufnahme) kann jedoch auf die Einhaltung eines Spritz-Ess-Abstands verzichtet werden. Sogar eine Insulininjektion nach dem Essen ist dann möglich.

Da kurzwirksame Analoginsuline (Novo-Rapid®, Humalog®, Api-dra®, Liprolog®) sehr schnell wirken, sollten bei normalen Blut-zuckerwerten keine Spritz-Ess-Abstände eingehalten werden. Bei hohen Werten sollten zwischen der Injektion und dem Essen nicht mehr als 30 Minuten vergehen. Bei niedrigen Werten spritzt man nach der Mahlzeit.

Insulinkonzentration

Insulin gibt es in unterschiedlichen Konzentrationen. Die Fläsch-chen zum Aufziehen mit einer Insulinspritze enthalten in der Regel U-40-Insulin. Eine Ausnahme bildet Humalog®, das es in Deutsch-land nur als U-100-Insulin gibt. Insulinpatronen für die Insulinpens enthalten in der Regel U-100-Insulin.

U-40 bedeutet, dass in 1 ml Flüssigkeit 40 IE (Einheiten) Insulin enthalten sind.
U-100 bedeutet, dass in 1 ml Flüssigkeit 100 IE (Einheiten) Insulin enthalten sind.

Ziehen Sie niemals Insulin mit einer U-40-Insulinspritze aus einer Pen-Patrone auf. Es kann zu schweren Unterzuckerungen kommen!

Lagerung und Haltbarkeit von Insulin

Insulinvorräte müssen im Kühlschrank bei einer Temperatur zwi-schen 2 °C bis 8 °C gelagert werden. Sie haben nur eine gewisse Haltbarkeit (siehe Verfallsdatum auf der Packung bzw. auf der Pat-rone). Insulin darf aber nicht eingefroren werden, sonst wird es un-brauchbar. Außerdem sollte man es nicht praller Sonneneinstrahlung aussetzen.

Das Insulin, das gerade benutzt wird, ist bei Zimmertemperatur etwa einen Monat haltbar. Falls das Insulin sein Aussehen verändert (z.B. flockig, schlierig, trübes Normalinsulin, Risse an der Flasche/Patrone), sollte es nicht mehr benutzt werden.

> **Jeder Mensch mit Diabetes sollte seine Insuline benennen können und deren Wirkungsprofil kennen.**

Formen der Insulintherapie

Es gibt verschiedene Arten der Insulintherapie:
- Konventionelle Insulintherapie (CT)
- Intensivierte konventionelle Insulintherapie (ICT)
- Insulinpumpentherapie (CSII)
- Prandiale Insulintherapie (SIT)
- Bed-Time-Therapie (BOT)

Grundsätzlich soll die Art der Insulintherapie den Lebensverhältnissen und seinen Bedürfnissen entsprechen.

Bei Patienten mit Diabetes Typ 2 wird oft von den Ärzten zusätzlich zur Insulintherapie Metformin verordnet. Dadurch werden die Insulinwirkung und die Blutzuckerwerte verbessert.

Konventionelle Insulintherapie (CT)

Bei der konventionellen Insulintherapie spritzt man jeweils eine bestimmte Menge Mischinsulin vor dem Frühstück und vor dem Abendessen.

Kurzfristige Dosisanpassungen aufgrund veränderter Nahrungszufuhr oder körperlicher Aktivitäten sind bei einer zweimal täglich durchgeführten Therapie mit Mischinsulin nicht möglich. Um stabile Blutzuckerwerte zu erreichen, sollten ca. alle drei Stunden kohlenhydrathaltige Lebensmittel gegessen werden, die Mahlzeiten und Zwischenmahlzeiten müssen möglichst genau eingehalten werden. Das Essschema ist relativ starr. Trotzdem kommt es nach dem Essen oft zu hohen Blutzuckerwerten, die durch das Mischinsulin nicht so gut abgefangen werden können. Durch Auslassen oder größere zeitliche Verschiebungen von Mahlzeiten kann es zu Unterzuckerungen kommen.

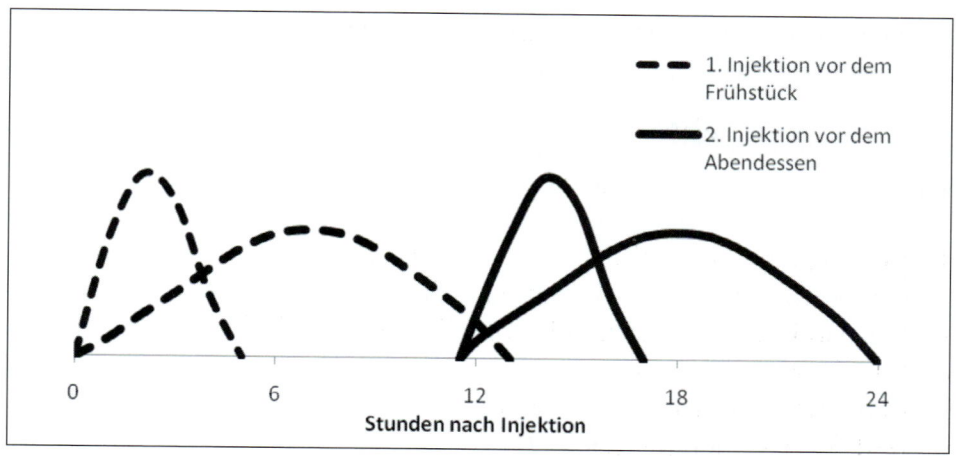

Abbildung 13: Wirkprofil der konventionellen Insulintherapie

Es stehen verschiedene Mischinsuline zur Verfügung, die unterschiedliche Anteile von schnell und langsam wirkendem Insulin enthalten. Es gibt auch Mischungen aus schnell wirksamem Analoginsulin und Verzögerungsinsulin, mit denen es zu einem geringeren Blutzuckeranstieg nach den Mahlzeiten kommt, Zwischenmahlzeiten entbehrlich werden können und der Spritz-Ess-Abstand reduziert werden kann.

Die konventionelle Insulintherapie eignet sich besonders für Personen, die einen gleichmäßigen Tagesablauf mit regelmäßigen Essgewohnheiten haben. Vorteil ist die nur zweimal tägliche Insulininjektion und die reduzierten Blutzuckermessungen. Viele Patienten empfinden das starre Essverhalten und den regelmäßigen Tagesablauf jedoch als einengend und unflexibel. Für sie gibt es die Möglichkeit der Korrektur zu hoher Blutzuckerwerte oder für zusätzlich aufgenommene Kohlenhydrate (BE): Sie spritzen zusätzlich eine bestimmte Menge an kurzwirksamem Insulin (Normalinsulin oder Analoginsulin).

Vorgehen bei der konventionellen Insulintherapie (CT)

− Zu Beginn legen Patient und Behandler Zielwerte für den Blutzucker fest. Die Werte sollen so gewählt werden, dass Unterzuckerungen und stark erhöhte Blutzuckerwerte möglichst vermieden werden. Es soll die Lebenssituation (z.B. berufliche Anforderungen, Tagesablauf) berücksichtigt werden, außerdem sollen Sie sich bei dem Erreichen des Zielwerts wohlfühlen. Dieser Zielwert sollte vor dem Essen erreicht werden. Die Blutzuckerwerte nach dem Essen sind natürlich deutlich höher (um ca. 40-60 mg/dl).

— Das Mischinsulin wird zweimal täglich gespritzt, vor dem Frühstück und vor dem Abendessen.

— Die Menge des Mischinsulins bleibt zumeist konstant, sie kann aber auch nach einem Schema gespritzt werden; dabei können die Essenszeiten und die Essensmengen nur wenig verändert werden. Die Insulinmengen werden zu Beginn der Behandlung vom Arzt festgelegt.

— Niedrige Blutzuckerwerte (unter 80 mg/dl) müssen durch den kurzfristigen Verzehr zusätzlicher Kohlenhydrate ausgeglichen werden. Zu hohe Blutzuckerwerte können beim nächsten Spritzen mit einer erhöhten Insulindosis korrigiert werden. Häufig auftretende sehr niedrige Blutzuckerwerte sollten zu einer Verringerung der Insulindosis führen.

— Bei nicht stabilen Blutzuckerverhältnissen sollte man vor dem Schlafengehen den Blutzucker testen und bei niedrigen Werten noch ein oder zwei BEs zu sich nehmen.

Intensivierte konventionelle Insulintherapie (ICT)/ Basis-Bolus-Therapie

Diese Therapieform stellt eine Annäherung an die natürliche Insulinfreisetzung im Körper dar und ist besonders günstig für Patienten mit Insulinmangel (z.B. bei Diabetes Typ 1 oder Typ 2). Die gesunde Bauchspeicheldrüse gibt fortlaufend eine geringe Insulinmenge für den Grundbedarf ab. Zu den Mahlzeiten stellt die Bauchspeicheldrüse größere Mengen an Insulin zur Verfügung, um die verzehrten

Kohlenhydrate zu verstoffwechseln. Der Blutzucker wird auf diese Weise schnell wieder in den Normalbereich gesenkt.

Bei der ICT wird mehrmals täglich (meistens ein- bis dreimal) ein Verzögerungsinsulin gespritzt, um den Grundbedarf an Insulin abzudecken (Basis). Hierfür kommen NPH-Verzögerungsinsuline (Wirkdauer etwa 12 Stunden), Detemir (Levemir®, Wirkdauer ca. 16 Stunden) oder Glargin (Lantus®, Wirkdauer 24 Stunden) in Betracht. Zu den Mahlzeiten wird zusätzlich ein kurzwirksames Insulin (Normalinsulin oder Analoginsulin) gespritzt (Bolus). Höchstens 50% der täglichen Insulinmenge sollten aus Verzögerungsinsulin bestehen, sonst erhöht sich die Unterzuckerungsgefahr.

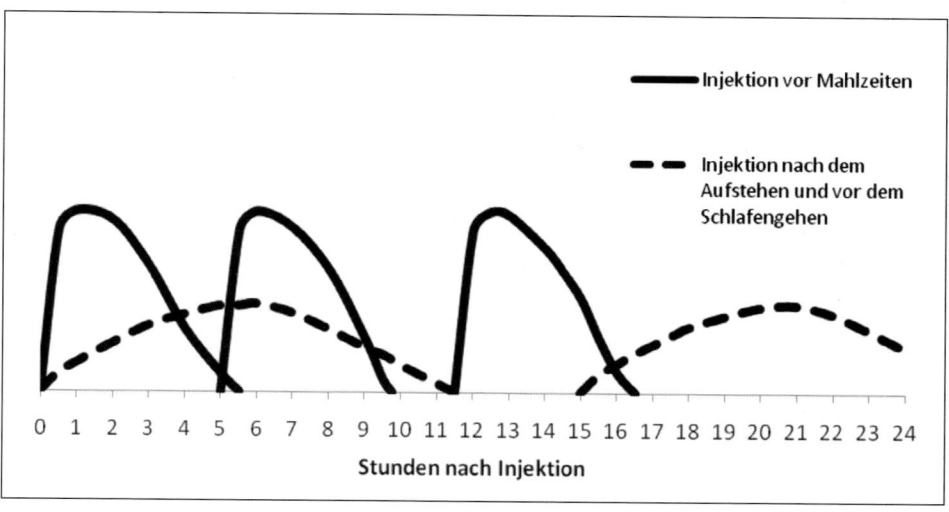

Abbildung 14:
Wirkprofil der intensivierten Insulintherapie

Vorteil dieser Art der Insulintherapie ist, dass Mahlzeiten flexibel eingenommen werden können. Ein starres Essschema mit festgelegten Berechnungseinheiten für Insulin (BE) ist nicht erforderlich. Mit Hilfe von Arzt oder Diabetesberater kann ein so genannter BE-Faktor ermittelt werden. Der Patient spritzt für jede BE, die er zu sich nimmt, eine bestimmte Menge an schnell wirkendem Insulin. Es ist also egal, ob viel oder wenig BE gegessen werden, da die Insulinmenge der jeweiligen Essmenge angepasst wird.

Bei dieser Therapieform muss vor jeder Mahlzeit der Blutzucker kontrolliert werden. Ein so genannter Korrekturfaktor hilft, zu hohe Blutzuckerwerte zu korrigieren. Er sagt aus, um wie viel der Blutzucker durch eine Einheit Insulin gesenkt wird. Der Wert des Korrekturfaktors liegt oft bei 30 mg/dl, ist aber individuell verschieden. Zur Korrektur kommt ebenfalls ein schnell wirksames Insulin in Frage.

Auch andere Faktoren, die sich auf den Blutzucker auswirken (z.B. körperliche Aktivität), können bei der ICT berücksichtigt werden. Diese Behandlungsmethode erlaubt ein hohes Maß an Flexibilität, erfordert jedoch auch eine große Eigenverantwortlichkeit. Eine gründliche Schulung ist unbedingt erforderlich.

Vorgehen bei der ICT

— In Absprache mit dem Behandler werden Zielwerte für den Blutzucker festgelegt. Die Werte werden so gewählt, dass sowohl Unterzuckerungen als auch Spätfolgen möglichst vermieden werden. Ebenso wird die Lebenssituation berücksichtigt, denn Sie sollen sich bei diesem Zielwert wohlfühlen. Dieser Zielwert sollte vor dem Essen erreicht werden. Die Blutzuckerwerte nach dem Essen sind natürlich deutlich höher.

— Vor jeder Hauptmahlzeit und vor dem Schlafengehen sind Blutzuckerkontrollen erforderlich.

— Abhängig vom Blutzuckerwert erfolgt die Gabe eines kurzwirksamen Insulins, wobei die BE-Menge für die jeweilige Mahlzeit und der Korrekturfaktor für den aktuellen Blutzuckerwert berücksichtigt werden.

— Vor dem Schlafengehen und meistens auch morgens wird ein langwirkendes Insulin gespritzt, um den Bedarf an Basisinsulin auszugleichen.

Insulinpumpentherapie (CSII)

Eine Insulinpumpe hat etwa die Größe einer Zigarettenschachtel: Mittels Katheter (ein dünner Schlauch mit Nadel) werden aus ihr permanent kleinste Mengen Normalinsulin/Kurzzeit-Analoginsulin in das Unterhautfettgewebe befördert. Zu den Mahlzeiten ruft der Pumpenträger zusätzlich Normalinsulin entsprechend der geplanten Essensmenge ab. Zuvor muss er den Blutzucker messen, denn die Insulinpumpe kann keinen Blutzucker testen! Inzwischen gibt es Blutzucker-Messgeräte, die per Funk den ermittelten Blutzuckerwert an die Insulinpumpe übertragen (closed-loop-system). Im Gegensatz zur intensivierten Insulintherapie mit Injektionen von kurzwirksamem Insulin und Verzögerungsinsulin verwendet die Pumpe nur kurzwirksames Insulin.

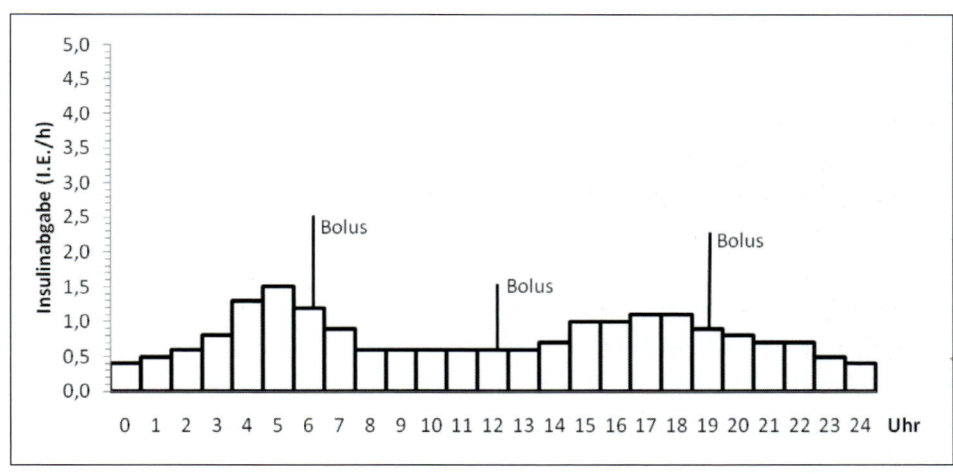

Abbildung 15:
Wirkprofil des Insulins bei der Insulinpumpentherapie

Indikationen für eine Insulinpumpe:
* Schwangerschaft bei Diabetes
* Komplikationen, bei denen eine besonders gute Stoffwechsellage wichtig ist (z.B. fortgeschrittene Nervenschädigung in den Füßen)
* erhöhter Insulinbedarf in den Morgenstunden (sogenanntes Dawnphänomen)

- ICT führt trotz Ausschöpfung von therapeutischen Möglichkeiten nicht zu den vereinbarten Therapiezielen.
- besondere berufliche Anforderungen (z.B. Schichtarbeit)

Die Nachteile einer Insulinpumpentherapie sind:
- Infektionsgefahr an der Kathetereintrittsstelle
- erhöhtes Risiko für Stoffwechselentgleisungen
- Fremdkörpergefühl an der Kathetereintrittsstelle
- höhere Behandlungskosten

Vor Beginn einer Pumpentherapie muss der Patient sechs Monate erfolgreich eine ICT durchführen, denn er muss bei Problemen selbständig von der Pumpe auf die ICT umsteigen können. Zudem muss er an einer speziellen Schulung für Pumpenträger teilnehmen. Hier lernt er auch den Insulinkatheter zu wechseln, der alle ein bis zwei Tage neu gelegt werden muss. In ihm wird das Insulin von der Pumpe in das Unterhautfettgewebe geleitet. Die Kosten für eine Insulinpumpentherapie werden von den Krankenkassen in der Regel nur bei Menschen mit einem Diabetes Typ 1 übernommen.

Prandiale Insulintherapie (SIT = Supplementäre Insulintherapie)

Dabei wird ein Normalinsulin oder ein kurzwirkendes Analoginsulin zur Abdeckung einer kohlenhydratreichen Mahlzeit gespritzt. Diese Insulintherapie kann durchgeführt werden, wenn die Insulineigenproduktion noch teilweise erhalten ist.

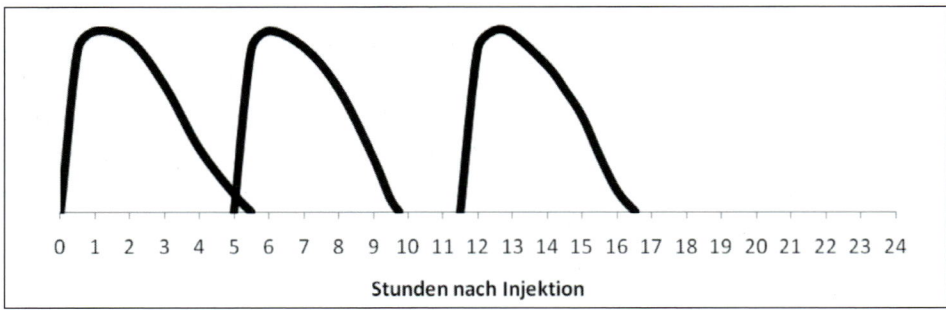

Stunden nach Injektion

Abbildung 16:
Wirkprofil des Insulins bei der prandialen Insulintherapie

Bed-Time-Therapie (BOT = Basalunterstützte orale Therapie)

Bei dieser Therapie, die unabhängig von den Mahlzeiten ist, erfolgt eine Injektion von Verzögerungsinsulin zur Nacht beziehungsweise eine Injektion von Langzeit-Analoginsulin am Morgen oder vor dem Zu-Bett-Gehen. Ziel dieser Therapie ist, optimale Nüchtern-Blutzuckerwerte zu erreichen.

Bestimmung von Therapiezielen

Jeder Mensch mit Diabetes legt für sich bestimmte Therapieziele fest. Dazu zählen z.B. Blutzuckerwerte, HbA1c-Wert, Blutdruckwerte oder Gewicht, aber auch eine gute Lebensqualität. Diese Festlegung kann sehr bewusst und im Gespräch mit anderen Menschen geschehen. Vielfach legen Betroffene aber auch unbewusst Erfolgskriterien für die Behandlung ihres Diabetes fest, die zum Maßstab ihrer täglichen Behandlung und ihres täglichen Umgangs mit der Erkrankung werden.

Eine gute Orientierung für die Bestimmung der persönlichen Behandlungsziele geben die Leitlinien der wissenschaftlichen Fachgesellschaften (Deutsche Diabetes-Gesellschaft, Nationale Versorgungsleitlinie Diabetes, NVL). Sie stellen die idealen Behandlungsziele nach dem aktuellen wissenschaftlichen Kenntnisstand dar.

Für den einzelnen Betroffenen kann es aber persönliche Behandlungsziele geben, die von den wissenschaftlichen Empfehlungen abweichen. Dies kann medizinische Gründe haben (z.B. Blutungsgefahr bei schweren Veränderungen des Augenhintergrunds, Unterzuckerungswahrnehmungsstörung, fortgeschrittene koronare Herzkrankheit). Es kann auch vorkommen, dass berufliche Erfordernisse gegen allzu niedrige Blutzuckerwerte sprechen. Schließlich gibt es Menschen mit Diabetes, die sich bei niedrigen Blutzuckerwerten körperlich sehr unwohl fühlen. Ihre persönlichen Behandlungsziele sollten Sie im Gespräch mit Ihren Behandlern klären. Es sollten diejenigen Blutzucker- und HbA1c-Werte verabredet werden, die durch die Behandlung realistischerweise erreicht werden können.

Es gibt Menschen mit Diabetes, bei denen eine psychische Erkrankung für hohe Blutzuckerwerte verantwortlich ist. Diesen Patienten, die unter Umständen an einer Angsterkrankung oder an einer Depression leiden, sollte eine psychiatrische oder psychotherapeutische Behandlung angeboten werden.

Spritztechnik

Da Insulin in Tablettenform unwirksam ist, muss es durch die Haut in den Körper gebracht werden. Mit korrekter Spritztechnik gestaltet sich die Insulininjektion jedoch komplikationslos und fast schmerzfrei. Die meisten Betroffenen benutzen dazu einen so genannten Pen (engl. Stift oder Kugelschreiber), die Einwegspritze wird kaum noch verwendet.

Insulin wird in das Unterhautfettgewebe gespritzt. Um langfristig Hautveränderungen (Fettgewebswachstum, Verhärtungen) zu vermeiden, sollte die Injektionsstelle regelmäßig gewechselt werden. Geeignete Stellen sind Bauch, Oberschenkel und Po. Ausgelassen werden sollten
- die Region 2 cm um den Bauchnabel herum
- eine Hand breit oberhalb der Leiste
- eine Hand breit oberhalb des Knies
- blaue Flecken, Verhärtungen, Hautveränderungen, Narben Pickel und Hautreizungen.

Vorgehen bei der Insulininjektion mit dem Pen

- Reinigen Sie sich vorher die Hände. Die Desinfektion der Haut ist nicht nötig, da im Insulin keimtötende Stoffe enthalten sind.
- Bei einem Misch- oder Verzögerungsinsulin muss der Pen ca. zehnmal hin und her geschwenkt werden. Einfaches Rollen in der Hand reicht nicht aus, um das Insulin zu vermischen. Beim Schütteln können Luftblasen entstehen.
- Überprüfen Sie die Funktionsfähigkeit des Pens, indem Sie ca. 2 IE Insulin in die Luft spritzen.

– Stellen Sie die gewünschte Insulinmenge am Pen ein.
– Mit der Hand, mit der nicht gespritzt wird, wird eine Hautfalte gebildet.
– Stechen Sie die Kanüle senkrecht in die Hautfalte ein.
– Der Kolben des Pens wird ganz nach unten bzw. bis zum Einrasten gedrückt.
– Lassen Sie anschließend die Nadel zehn Sekunden in der Haut, damit sich das Insulin verteilen kann. Bei Luftblasen in der Kartusche ist dies besonders wichtig.
– Wenn Flüssigkeit aus dem Stichkanal fließt oder ein Tropfen an der Nadel bleibt, darf nicht nachgespritzt werden, da man nicht abschätzen kann, um wie viel Insulin es sich handelt. Meistens ist es weniger als eine Einheit.
– Wechseln Sie die Nadel mindestens nach jeder Insulininjektion. Es handelt sich um Einmalartikel, die nur im Notfall mehrmals benutzt werden können.

Es gibt 5 verschiedene Nadellängen für den Pen:
– 5 mm für Kinder/sehr dünne Erwachsene
– 6 mm für Kinder/sehr dünne Erwachsene

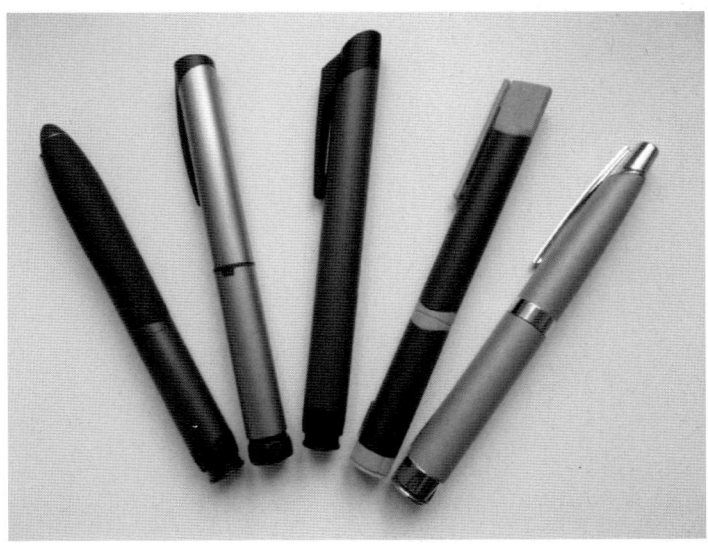

Abbildung 17:
Verfügbare Insulinpens

– 8 mm für alle Erwachsenen
– 10 mm für alle Erwachsenen/Erwachsene mit etwas mehr
   Gewicht
– 12,7 mm für übergewichtige Erwachsene.

Meistens reichen 8-mm-Nadeln.

Wenn der Pen nicht funktioniert, können Sie eine Einmalinsu-
linspritze benutzen. Da in den Pen-Patronen in der Regel Insulin
mit der Konzentration U-100 enthalten ist, müssen Sie auch U-100-
Spritzen benutzen. Kontrollieren Sie unbedingt die Angaben auf der
Patrone und auf der Spritze, bevor Sie das Insulin aufziehen. Es gibt
nämlich auch Insulin in U-40-Konzentration sowie U-40-Spritzen.
Bei nicht zusammenpassenden Spritzen und Insulinpatronen kann
versehentlich die 2,5-fache Menge an Insulin aufgezogen werden, so
dass es zu schweren Unterzuckerungen kommen kann!

Vorsorgeuntersuchungen und Folgeerkrankungen

Ist der Blutzucker über längere Zeit erhöht, kann es zu Veränderungen der Blutgefäße und der Nerven kommen: Sie werden als diabetische Folgeerkrankungen bezeichnet. Deren Entstehung wird durch andere Risikofaktoren wie Bluthochdruck, erhöhte Blutfette und Rauchen begünstigt.

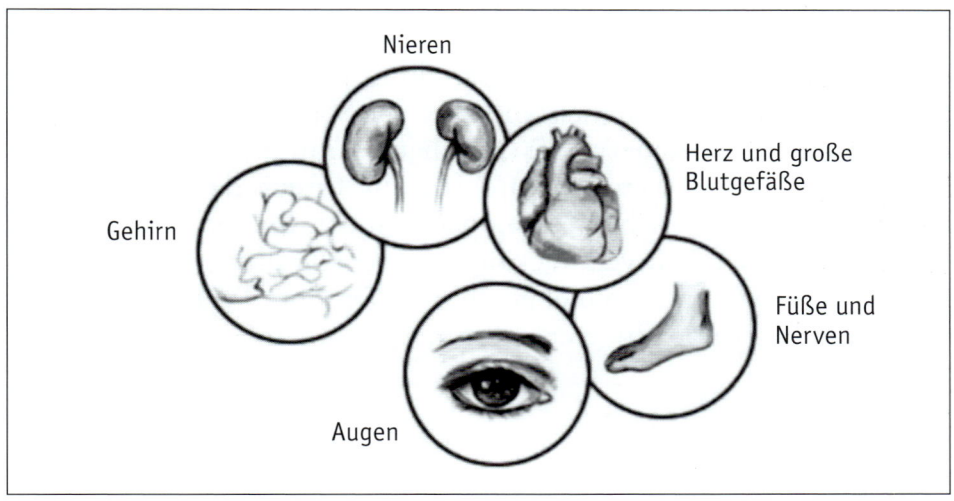

Abbildung 18:
Folgeerkrankungen treten an den unterschiedlichsten Organen auf.

Insbesondere im Anfangsstadium können die meisten Folgeerkrankungen noch durch eine konsequente gute Blutzuckerbehandlung gebessert bzw. hinausgezögert werden. Da einige Folgeerkrankungen zunächst keine oder nur wenig Beschwerden verursachen, ist es wichtig, frühzeitig und regelmäßig Vorsorgeuntersuchungen durchführen zu lassen.

Erkrankung des Augenhintergrundes (Retinopathie)

Durch den chronisch hohen Blutzucker werden die kleinen Netzhautgefäße im Auge geschädigt. Das Fortschreiten dieser Veränderungen kann zu Sehbehinderungen bis zur Erblindung führen.

47

Veränderungen des Augenhintergrundes bereiten keine Schmerzen, auch das Sehvermögen bleibt zunächst unverändert. Jährliche augenärztliche Untersuchungen sind bei Vorliegen eines Diabetes deshalb unbedingt erforderlich, je nach augenärztlichem Befund entsprechend öfter. Eine genaue Untersuchung des Augenhintergrundes wird zumeist an weit getropften Pupillen durchgeführt.

Das Ausmaß der Veränderungen ist durch gute Blutdruckwerte und niedrige Blutzuckerwerte günstig zu beeinflussen. Um Blutungen aus den Netzhautgefäßen zu verhindern, sind bei bestimmten Befunden des Augenhintergrundes Laserbehandlungen angezeigt. Eine Laserbehandlung kann in den meisten Fällen die Sehverschlechterung und das Erblinden verhindern, die Netzhauterkrankung kann dadurch jedoch nicht geheilt werden. Durchblutungsfördernde Medikamente helfen bei der diabetischen Retinopathie nicht. Bei fortgeschrittenen diabetischen Netzhautveränderungen sind allerdings sehr niedrige Blutzuckerwerte und rasch abgesenkte überhöhte Werte ungünstig, weil sie die Retinopathie verschlimmern können. Sie sind daher zu vermeiden.

Erkrankung der Niere (Nephropathie)

Als Spätfolge des Diabetes können Veränderungen der Nieren (diabetische Nephropathie) auftreten. Die Nierenerkrankung besteht fast immer beidseitig und kann unbehandelt zur Dialyse (Blutwäsche an der künstlichen Niere) führen.

Normalerweise ist der Urin nahezu eiweißfrei (weniger als 20 mg/l im Urin), da die Niere Eiweißmoleküle mit ihrer Filterfunktion zurückhält. Ist der Filterapparat der Niere in Folge des Diabetes beschädigt, können Eiweißmoleküle (z.B. Albumin) in den Urin übertreten und dort nachgewiesen werden. Eiweißausscheidungen im Urin sind also ein Hinweis auf das Vorliegen einer diabetischen Nephropathie. Je nachdem, ob sich wenig oder viel Eiweiß im Urin befindet, spricht man von einer Mikro- oder Makroalbuminurie. Bei positivem Eiweißnachweis sollten jedoch zu Beginn andere Nierenerkrankungen, wie z.B. Entzündungen, ausgeschlossen werden.

Die diabetische Nierenerkrankung bereitet keine Schmerzen, so dass sie ohne gezielte Untersuchung nicht entdeckt werden kann. Mit speziellen Teststreifen (z.B. Micraltest®) kann Eiweiß im Urin bereits in kleinen Mengen nachgewiesen werden. Die Nierenwerte im Blut (Kreatinin, Harnstoff) steigen erst viel später an, wenn die Niere schon erheblich geschädigt ist. Deshalb sollte mindestens einmal im Jahr der Urin auf Eiweiß untersucht werden. Optimal ist eine Untersuchung des Morgenurins an drei Tagen innerhalb einer Woche. Liegt eine Mikroalbuminurie vor, sollte die Albuminausscheidung einmal im Quartal bestimmt werden. Der Kreatininwert im Blut sollte einmal im Jahr bestimmt werden.

Im Frühstadium der Nierenerkrankung mit einer geringen Eiweißausscheidung (Mikroalbuminurie) kann der Verlauf noch gestoppt bzw. verlangsamt werden. Für die Behandlung ist neben einer möglichst guten Blutzuckereinstellung eine optimale Blutdrucktherapie wichtig. Die oberen (systolischen) Blutdruckwerte sollten unbedingt zwischen 120 und 139 mmHg liegen, die unteren (diastolischen) zwischen 70 und 89 mmHg. In der Regel müssen dazu blutdrucksenkende Medikamente (z.B. ACE-Hemmer, Betablocker, Diuretika) eingenommen werden. Bei Rauchern schreitet die Nierenerkrankung schneller fort, da die Inhaltsstoffe der Zigarette die Blutgefäße der Niere verengen und dadurch die Belastung für die kleinen Blutgefäße ansteigt. Insbesondere bei starken Eiweißausscheidungen sollte ein Nierenfacharzt (Nephrologe) hinzugezogen werden.

Bei fortgeschrittener Nephropathie sind zahlreiche Veränderungen in der täglichen Ernährung erforderlich. Eine Ernährungsberatung sollte durch den Nierenfacharzt eingeleitet werden. Bei drohender Dialyse oder auch nach Beginn einer Dialysebehandlung kann eine Nierentransplantation erwogen werden.

Erkrankungen der großen Gefäße (Makroangiopathie)

Besonders betroffen von den Durchblutungsstörungen der großen Gefäße sind das Herz, das Gehirn und die Beine. Patienten mit ei-

49

nem metabolischen Syndrom haben oft schon bei Diagnosestellung des Diabetes eine so genannte Makroangiopathie.

Beim Herzen sind dann die Herzkranzgefäße eingeengt, die den Herzmuskel mit Sauerstoff versorgen. Man spricht von einer koronaren Herzerkrankung. Kommt es aufgrund einer fortschreitenden Einengung zu einem Verschluss eines Herzkranzgefäßes, ereignet sich ein Herzinfarkt. Herzmuskelgewebe stirbt ab.

Typische Beschwerden einer koronaren Herzerkrankung und Warnzeichen eines Herzinfarktes:
- Schmerzen hinter dem Brustbein links, die oft in den linken Arm, die linke Schulter oder in den Kiefer ausstrahlen
- Engegefühl im Brustkorb, besonders links
- Luftnot, insbesondere bei Belastung
- manchmal Schmerzen im Oberbauch, gelegentlich verbunden mit Übelkeit und Erbrechen

Diese Beschwerden sind nicht bei jedem vorhanden, die Symptome können vielfältig sein. Manche Menschen mit Diabetes verspüren bei der koronaren Herzerkrankung und sogar bei einem Herzinfarkt keinerlei Schmerzen und erleiden einen so genannten stummen Infarkt. Bei Verdacht auf einen Herzinfarkt muss sofort der Notarzt verständigt werden!

Bei Menschen mit Diabetes sollte zur Vorsorge einmal im Jahr ein EKG geschrieben werden. Eine noch bessere Aussagekraft hat ein Belastungs-EKG. Je nach Befund sind zusätzliche Untersuchungen wie eine Ultraschalluntersuchung des Herzens (Echokardiographie) oder eine Herzkatheteruntersuchung (Koronarangiographie) sinnvoll. Beim Vorliegen einer koronaren Herzkrankheit hat sich die Behandlung mit so genannten Betablockern und mit Acetylsalicylsäure (ASS) bewährt; sie wirkt einem weiteren Fortschreiten entgegen, Herzinfarkte können dadurch verhindert werden.

Kommt es zu Einengungen von Gefäßen, die zum Gehirn führen, kann ein Schlaganfall die Folge sein.

Warnzeichen eines Schlaganfalls:

- Gefühlsstörungen
- Lähmungen
- Gleichgewichtsprobleme
- starker Schwindel
- plötzliche Sehstörungen, Doppelbilder
- Hörstörungen
- Sprachstörungen
- starke Kopfschmerzen

Gelegentlich können sich die Symptome nach kurzer Zeit wieder zurückbilden, oft handelt es sich dann aber um Vorboten eines Schlaganfalls. Eine ärztliche Abklärung ist unbedingt erforderlich. Bei Verdacht auf einen Schlaganfall ist sofort der Notarzt anzufordern!

Einengungen der hirnzuführenden Gefäße lassen sich durch Ultraschalluntersuchungen (Doppler/Duplex) am Hals feststellen, gelegentlich sind Katheteruntersuchungen angezeigt.

Auch die Beine können von Durchblutungsstörungen betroffen sein. Die großen Beinschlagadern werden eingeengt, die Sauerstoffversorgung ist herabgesetzt (arterielle Verschlusskrankheit oder „Schaufensterkrankheit"). In Ruhe reicht die Durchblutung oft noch aus, so dass Beschwerden nur unter Belastung auftreten. Ist die Gefäßerkrankung weit fortgeschritten, können auch Ruheschmerzen und später Geschwüre an den Beinen entstehen. Auf Grund einer gleichzeitigen Folgeerkrankung an den Nerven kann die arterielle Verschlusskrankheit bei Diabetikern ohne Schmerzen vorliegen. Einmal im Jahr sollte deshalb die Fußdurchblutung überprüft werden. Dazu werden die Fußpulse getastet. Eventuell sind Ultraschalluntersuchungen oder Katheteruntersuchungen der Beinschlagadern erforderlich.

Um ein weiteres Fortschreiten der Gefäßeinengungen zu verhindern, sind bei allen Erkrankungen der großen Gefäße gute Blutzuckerwerte und gute Blutdruckwerte hilfreich. Die Blutfettwerte sollten möglichst normal sein. Ein besonders schwerwiegender Ri-

51

sikofaktor ist das Rauchen. Es bewirkt besonders bei Menschen mit Diabetes ein rasches Fortschreiten der Gefäßerkrankungen. Nikotinverzicht ist eine außerordentlich wirksame Vorsorgemaßnahme.

Bei Vorliegen von Verengungen der Blutgefäße sind blutverdünnende Medikamente angezeigt (Wirkstoff z.B. Acetylsalicylsäure, Präparatenamen u.a. ASS® 100, Aspirin® 100). In fortgeschrittenen Stadien können Bypass-Operationen oder Gefäßaufdehnungen sinnvoll sein. Manchmal sind Operationen an der Halsschlagader erforderlich.

Erkrankung der Nerven (Neuropathie)

Von der diabetischen Neuropathie können alle Nerven des menschlichen Körpers betroffen sein. Sie sind für die Muskelbewegungen (motorische Nerven), für das Gefühl (sensible Nerven) oder für die Versorgung der inneren Organe (autonomes Nervensystem) zuständig. Je nach Befall der Nerven ist das klinische Bild der Nervenerkrankung unterschiedlich.

Sind motorische Nerven erkrankt, können Muskellähmungen entstehen.

Bei der sensiblen Neuropathie stehen Empfindungsstörungen wie Kribbeln, Ameisenlaufen, Brennen, Taubheitsgefühl, schmerzhaftes Berührungsempfinden oder vermindertes Temperatur- und Schmerzempfinden im Vordergrund. Besonders betroffen sind Füße bzw. Beine, seltener auch Hände bzw. Arme. Diese Beschwerden werden im Gegensatz zu Durchblutungsstörungen meistens in Ruhe wahrgenommen.

Beim diabetischen Fußsyndrom liegt zumeist eine Neuropathie vor, manchmal kommen Gefäßschädigungen hinzu. Durch das Taubheitsgefühl und das herabgesetzte Schmerzempfinden werden kleinere Fußverletzungen oft nicht bemerkt. Aus zunächst harmlos aussehenden Verletzungen können sehr schnell Entzündungen mit schweren Wundheilungsstörungen werden. Die Behandlung ist oft sehr schwierig und langwierig, in einigen Fällen sind auch Amputationen erforderlich. Es gibt mittlerweile gut spezialisierte Diabetes-Fußzentren und Fußambulanzen, an denen Diabetologen, Chirurgen, Fußpflegepersonal sowie Orthopädieschuhmacher eng zusammenarbeiten. Einzelheiten dazu finden Sie im Kapitel Fußvorsorge.

Ist das autonome (d.h. nicht dem Willen unterworfene) Nervensystem betroffen, können z.B. die Herzfunktion (beschleunigter Puls), die Magen-Darm-Entleerung (Völlegefühl, Verstopfung, Durchfall), die Harnentleerung, die Schweißproduktion und die Sexualfunktion (z.B. Erektionsstörungen) verändert sein. Auch die Unterzuckerungswahrnehmung kann verringert sein. Ist die Magenentleerung gestört, kommen die Kohlenhydrate aus den Mahlzeiten verzögert in den Dünndarm und ins Blut. Hierdurch kann eine Unterzuckerung auftreten, weil die Insulindosis darauf abgestellt war, dass die Kohlenhydrate aufgenommen werden.

Alle drei Monate sollten die Füße vom Arzt untersucht werden. Zudem sollte einmal im Jahr die Nervenfunktion mit Stimmgabel, Kalt-Warm-Prüfung und Reflexhammer überprüft werden.

Die Ursache für das Entstehen einer diabetischen Neuropathie sind meist über längere Zeit erhöhte Blutzuckerwerte. Daneben ist chronischer Alkoholkonsum ein Risikofaktor für die Ausbildung und das Fortschreiten der diabetischen Neuropathie. Es ist also sinnvoll, bei Bestehen dieser Erkrankung den Alkoholkonsum stark einzuschränken. Eine Optimierung der Blutzuckerwerte kann zu einer Besserung der Beschwerden führen, außerdem wird so ein weiteres Fortschreiten der Erkrankung verlangsamt.

Es gibt keine Medikamente, die zu einer Wiederherstellung geschädigter Nerven führen. Bei der schmerzhaften sensiblen Polyneuropathie gibt es jedoch verschiedene Medikamente, die die Schmerzen lindern können. Es muss im Einzelfall entschieden werden, welches Medikament sinnvoll eingesetzt werden kann. Einige Medikamente, deren Wirksamkeit nachgewiesen werden konnte, sind Amitriptylin (z.B. Saroten®), Pregabalin (Lyrica®) und Tramadol (z.B. Tramal®).

53

Unter Umständen sollte eine Schmerzpraxis oder Schmerzambulanz eingeschaltet werden. Liegt eine motorische Neuropathie mit Muskelschwäche vor, ist eine krankengymnastische Therapie sinnvoll.

Beim Vorliegen einer Neuropathie ist der weitgehende Verzicht auf alkoholische Getränke ratsam. Alkohol verschlimmert eine Neuropathie!

Wenn eine so genannte autonome Neuropathie besteht, gibt es die Möglichkeit, die belastenden Beschwerden (z.B. Durchfall, Blasenentleerungsstörung, Erektionsstörung) zu behandeln.

Gesundheits-Pass Diabetes

Der „Gesundheits-Pass Diabetes" soll helfen, die medizinische Versorgung von Menschen mit Diabetes zu optimieren. Im Pass werden die Untersuchungsergebnisse der Vorsorgeuntersuchungen festgehal-

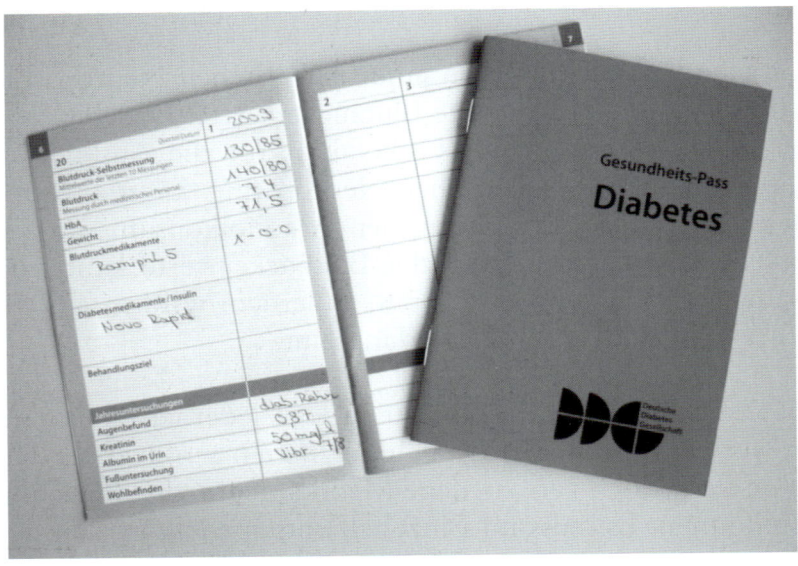

Abbildung 19:
Im Gesundheits-Pass Diabetes werden alle wichtigen Untersuchungsergebnisse dokumentiert.

ten und die individuellen Therapieziele eingetragen, die der Betroffene zusammen mit seinem Arzt vereinbart. Die Kommunikation zwischen Patient und Arzt sowie zwischen den Ärzten kann damit verbessert werden. Folgeerkrankungen durch den Diabetes sollen hierdurch möglichst früh erkannt und behandelt werden.

Die Kontrolluntersuchungen auf einen Blick (allgemeine Richtwerte)

1x pro Quartal: Körpergewicht
Blutdruck
Nüchternblutzucker
HbA1c-Wert
Eiweißausscheidung im Urin (Albumin)

Sie selbst können Komplikationen vorbeugen, indem Sie regelmäßig z.B. Blut- und Harnzucker, Gewicht, Blutdruck und Füße untersuchen. Besprechen Sie mit Ihrem Arzt die von Ihnen selbst erhobenen Werte.

1x pro Jahr: Cholesterin
Triglyceride
Kreatinin
Untersuchung der Beine (einschließlich Gefäße)
Technische Untersuchung des Herzens (EKG)
Stimmgabeltest
Muskeleigenreflextest
Augenärztliche Untersuchung

Auch die Lebensqualität wird als überprüfbares Therapieziel aufgeführt.

Je nach Befund können häufigere Untersuchungen sinnvoll sein.

Regelmäßige Untersuchungen dienen der optimalen Behandlung des Diabetes und seiner Begleiterkrankungen. Sie beugen der Entstehung von Folgeerkrankungen vor. Haben sich bereits Folgeerkrankungen entwickelt, können ihre Auswirkungen durch frühzeitige Therapie begrenzt werden.

Vertrauen ist gut, Kontrolle ist besser!

Risikofaktoren für Gefäßerkrankungen beim Diabetes

Bluthochdruck (arterielle Hypertonie)

Fast 80% aller Menschen mit Diabetes Typ 2 haben zum Zeitpunkt der Diagnosestellung bereits erhöhte Blutdruckwerte. Bei einem Diabetes ist eine optimale Behandlung des Bluthochdrucks genauso wichtig wie eine gute Blutzuckertherapie, da das Risiko für diabetische Folgeerkrankungen auch von der Höhe des Blutdrucks abhängt:

- Menschen mit Diabetes haben bei gleichzeitig bestehendem Bluthochdruck ein hohes Risiko, Herz-Kreislauf-Erkrankungen zu erleiden.
- Eine frühzeitige Normalisierung des Blutdrucks kann das Fortschreiten der diabetischen Nephropathie (Nierenerkrankung) effektiv verhindern.
- Der Bluthochdruck stellt neben der Höhe der Blutzuckerwerte den wichtigsten Risikofaktor für ein weiteres Fortschreiten einer Retinopathie (Augenerkrankung) dar.

> **Der Blutdruck sollte unter 140/90 mmHg liegen!**

Neben der Blutdruckmessung beim Arzt gibt es die Möglichkeit, den Blutdruck selbst zu kontrollieren und die Werte aufzuschreiben. Die Ergebnisse können dann mit dem Arzt besprochen werden. Um einen Überblick über das Blutdruckverhalten während des Tages abhängig von Ruhe und Belastungen sowie während der Nacht zu erhalten, eignet sich eine ambulant durchgeführte 24-Stunden-Blutdruckmessung. Auskunft über den Blutdruck speziell unter Belastung gibt ein Belastungs-EKG.

Es gibt verschiedene Medikamente, die den Blutdruck senken. Die Wahl des geeigneten Medikamentes ist davon abhängig, welche Begleiterkrankungen vorliegen. Oft müssen mehrere Medikamente miteinander kombiniert werden. Zur Blutdrucksenkung haben sich u.a. folgende Medikamente bewährt:

- ACE-Hemmer
  (Wirkstoffe z.B. Enalapril *[Xanef]*, Ramipril *[Delix®]*)

- Diuretika
  (Wirkstoffe z.B. Furosemid *[Lasix®]*, Hydrochlorothiazid
  [Esidrix®], Piretamid *[Arelix®]*, Xipamid *[Aquaphor®]*,
  Hydrochlorothiazid+Triamteren *[z.B. Dytide H®]*)

- Beta-Blocker
  (Wirkstoffe z.B. Bisoprolol *[Concor®]*, Metoprolol *[Beloc®]*)

- Calciumantagonisten
  (Wirkstoff z.B. Amlodipin *[Norvasc®]*)

- Angiotensinrezeptorblocker
  (Wirkstoffe z.B. Losartan *[Lorzaar®]*, Valsartan *[Diovan®]*)

- Alpha-Blocker
  (Wirkstoff z.B. Doxazosin *[Cardular®, Diblocin®]*)

In der Regel ist die Behandlung des Bluthochdrucks eine medikamentöse Dauerbehandlung. Gewichtsabnahme, regelmäßiger Aus-
dauersport und Stressabbau können sich aber günstig auf den Blutdruck auswirken.

Für Menschen, die langfristig einen erhöhten Blutdruck behandeln
müssen, bietet sich die Teilnahme an einer Bluthochdruck-Schulung
an. Dort können sie hilfreiche Informationen zur Selbstkontrolle
und Behandlung erhalten.

Rauchen

Rauchen erhöht das Risiko für das Entstehen und Fortschreiten fast
aller Folgeerkrankungen bei Diabetes (Retinopathie, Nephropathie,
Erkrankungen der großen Gefäße an Herz, Gehirn und Beinen).

Hilfestellungen gibt es zum Beispiel durch Nichtraucherkurse bei Krankenkassen, Volkshochschulen oder in Rehakliniken, Medikamente (z.B. Nikotinpflaster, -kaugummi), Akupunktur oder verschiedene Selbsthilfeliteratur. Entscheidend für den Erfolg ist die eigene Überzeugung, nicht mehr rauchen zu wollen.

> **Es lohnt sich immer, mit dem Rauchen aufzuhören!**

Fettstoffwechselstörungen

Fettstoffwechselstörungen, also erhöhte Cholesterin- und Triglyceridwerte (Neutralfette) im Blut, gehören zum metabolischen Syndrom. Sie sind Risikofaktoren für die Entwicklung von Herz-Kreislauf-Erkrankungen.

> **Ziele**
> Gesamt-Cholesterin: unter 250 mg/dl
> HDL-Cholesterin („gutes" Cholesterin):   über 40-45 mg/dl
> LDL-Cholesterin („schlechtes" Cholesterin):   unter 150 mg/dl
> Triglyceride: unter 150 mg/dl
> Liegen bereits eine koronare Herzerkrankung und Verkalkungen anderer Blutgefäße vor, ist eine weitere Senkung sinnvoll.

Die Fettwerte sollten mindestens einmal im Jahr untersucht werden.

Die Blutfette lassen sich ebenso wie der Blutdruck und die Insulinempfindlichkeit durch eine Umstellung der Ernährung, eine Korrektur des Übergewichtes, regelmäßige körperliche Betätigung und Nikotinverzicht verbessern. Auch die Verbesserung der Blutzuckerwerte bewirkt eine deutliche Senkung der Blutfette.

Veränderungen der Lebensgewohnheiten alleine reichen nicht immer aus, um die Zielwerte zu erreichen. Gegebenenfalls sind dann fettsenkende Medikamente (Statine, Fibrate) sinnvoll.

Bewegungsmangel

Seit einigen Jahren ist es unstrittig: Langfristiger Bewegungsmangel stellt einen schwerwiegenden Risikofaktor für die Entwicklung von Gefäßkrankheiten dar. Es begünstigt die Erhöhung von Blutzuckerwerten und Blutfettwerten. Auch wird dadurch Stress unzureichend abgebaut (Folge: dauerhafte Erhöhung von Blutdruckwerten) und es kommt zu einem zunehmenden Verlust der Insulinempfindlichkeit (so genannte Insulinresistenz). Es ist inzwischen nachgewiesen, dass regelmäßige körperliche Aktivität ein außerordentlich wirksames Element zur Vorbeugung von schwerwiegenden Gefäßschäden darstellt.

Stoffwechselselbstkontrolle

Die Blutzucker-Selbstkontrolle ermöglicht es, die angestrebten Blutzuckerwerte zu erreichen. Sie gibt Auskunft über die aktuelle Blutzuckerhöhe und lässt sich mit einem elektronischen Messgerät durchführen. Seine Bedienung sollte von einem Arzt, Diabetesberater oder anderen Fachkundigen erklärt werden. Es ist auch möglich, mit bestimmten Teststreifen (Betachek®) durch Farbvergleich mit den Augen die Blutzuckerwerte auch ohne Messgerät zu bestimmen. Bei intensivierter Therapie mit regelmäßiger Anpassung des Insulins ist eine Blutzucker-Messung vor jeder Insulininjektion unerlässlich. Bei Diabetes Typ 2 ohne Insulintherapie mit einer guten und stabilen Stoffwechsellage sind regelmäßige Blutzuckerkontrollen und Bestimmungen des HbA1c-Werts durch den Hausarzt ausreichend. Bei stark schwankenden Blutzuckerwerten oder bei der Notwendigkeit, häufig die Medikamentendosis zu verändern, ist die Blutzucker-Selbstkontrolle ebenfalls zu empfehlen. Vor dem Einsatz eines Blutzucker-Messgerätes ist eine Schulung notwendig, um eine fehlerfreie Bedienung zu gewährleisten.

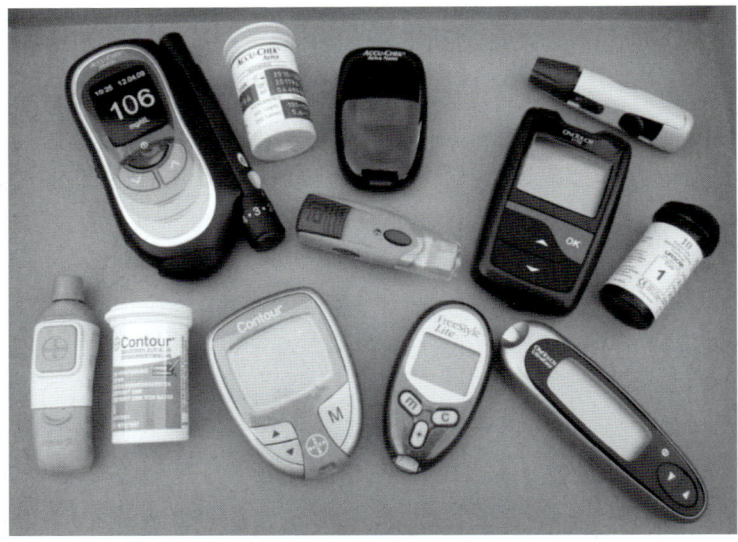

Abbildung 20:
Moderne Blutzuckermessgeräte ermöglichen eine gute Therapieanpassung.

Messfehler können entstehen durch:
- abgelaufene Teststreifen
- alte Batterien
- unsachgemäß gelagerte Teststreifen (Feuchtigkeit, Kälte, Hitze)
- falsche Codierung
- ausgequetschte Blutstropfen (Gewebsflüssigkeit hat eine andere Blutzuckerkonzentration als Blut)
- nicht gewaschene Hände nicht gewaschen (Zuckerreste an den Fingern),
- zu geringe Blutmenge

Harnzuckertest

Für Menschen mit einem Diabetes Typ 2 ohne Insulintherapie kann die Harnzuckerkontrolle ausreichen, vorausgesetzt, die Nierenschwelle ist normal (etwa 180 mg/dl). Die Nierenschwelle ist der Blutzuckerwert, bei dem Zucker über den Urin ausgeschieden wird.

Vorgehen bei der Bestimmung des Harnzuckers:
- Teststreifen im Urin eintauchen
- abstreifen und 2 Minuten warten
- Ergebnis ablesen.

Bestimmung der Nierenschwelle:
Blutzucker und Harnzucker sollten nacheinander getestet werden. Wichtig ist, dass der Test mehrmals hintereinander durchführt wird, da zur Auswertung mehrere Daten benötigt werden.

> Beispiel:
> Der Blutzuckerwert beträgt 180 mg/dl. Im anschließend durchgeführten Urinzuckertest wird festgestellt, dass Zucker ausgeschieden wird. Die Nierenschwelle muss also 180 mg/dl oder weniger betragen.

Die gemessenen Blutzucker- und Harnzuckerwerte sollten in einem Tagebuch notiert und mit dem Arzt oder Diabetesberater besprochen werden.

HbA1c-Wert

Der HbA1c-Wert wird aus venösem Blut bestimmt und dient der Qualitätskontrolle der Blutzuckerbehandlung der letzten zwei bis drei Monate. Zucker bindet sich an den roten Blutfarbstoff (Hämoglobin). Mit dem Anstieg der Blutzuckerkonzentration nimmt auch die „Verzuckerung" des Blutfarbstoffs zu und desto höher fällt der HbA1c/HbA1-Wert aus. Da das Hämoglobin alle zwei bis drei Monate abgebaut wird, sollte der Wert einmal pro Quartal bestimmt werden.

Der Wert sagt etwas über die durchschnittlichen Blutzuckerwerte aus, nicht über vorübergehende Blutzuckerspitzen (unter 6 bis 8 Stunden). Sie haben keinen Einfluss auf den HbA1c-Wert.

> **Der Normalbereich für den HbA1c-Wert liegt (je nach Labormethode) unter 6,0-6,4% bzw. 42-47 mmol.**
>
> **Je höher der HbA1c-Wert ist, desto schlechter ist die Diabetes-Behandlung.**

Ketonkörperbestimmung im Urin

Der Ketonkörpertest ist anzuraten, wenn die Blutzuckerwerte mehrfach hintereinander über 240 mg/dl liegen oder zwischendurch Werte über 300 mg/dl vorgekommen sind. Dies gilt vor allem für Menschen mit Diabetes, die über keine körpereigene Insulinproduktion mehr verfügen. Besonders wichtig ist die Testung auf Aceton auch, wenn Anzeichen eines entgleisten Blutzuckers auftreten (Übelkeit, Erbrechen, Bauchschmerzen, Acetongeruch in der Atemluft oder der Haut). Acetonausscheidung im Urin in Verbindung mit stark erhöhten Blutzuckerwerten ist ein ernst zu nehmendes Warnzeichen. Ärztliche Hilfe sollte unverzüglich in Anspruch genommen werden.

Eine Acetonausscheidung im Urin ist harmlos, wenn die Blutzuckerwerte normal sind. Aceton kann auch in Hungersituationen oder bei Gewichtsabnahme im Urin vorhanden sein.

Vorgehen bei der Aceton-Bestimmung im Urin:

– Ein Teststreifen wird in den Urinstrahl gehalten.
– Nach einer Minute Warten wird der Streifen mit der Farbskala auf der Packung verglichen.
– Negativ (= neg/–) heißt, dass kein Aceton im Urin ist. Positiv + heißt, dass Aceton ausgeschieden wird. Positiv +++ bedeutet, dass sehr viel Aceton ausgeschieden wird. Der Diabetes ist entgleist, Gefahr ist in Verzug!

Ketonkörperbestimmung im Blut

Es gibt von der Firma Medisense ein Blutzuckertestgerät (Precision Xtra®), mit dem sowohl der Blutzucker als auch Ketone/Aceton gemessen werden können. Es funktioniert genauso wie ein Blutzuckermessgerät.

Hypoglykämie (Unterzuckerung)

Jeder Mensch mit Diabetes, der Insulin spritzt und/oder Tabletten zur Steigerung der Insulinproduktion (z.B. Sulfonylharnstoffe) erhält, kann eine Unterzuckerung (Hypoglykämie oder kurz „Hypo") erleiden. Die Vorstellung, eine Unterzuckerung zu haben, erschreckt viele Menschen zunächst. Sie denken daran, dass sie bewusstlos werden oder einen epileptischen Anfall erleiden könnten, dass sie vielleicht hilflos irgendwo liegen und nicht mehr selbst handlungsfähig sind. Natürlich kommt das vor. Es sind jedoch Extremausprägungen, die sehr selten auftreten. Häufiger im Leben eines „Insuliners" sind demgegenüber leichte Hypoglykämien, die nicht gefährlich sind, wenn man die individuellen Warnzeichen kennt und angemessen auf sie reagiert.

Diese Symptome helfen, den Mangelzustand an Zucker im Blut zu erkennen und zu beheben:

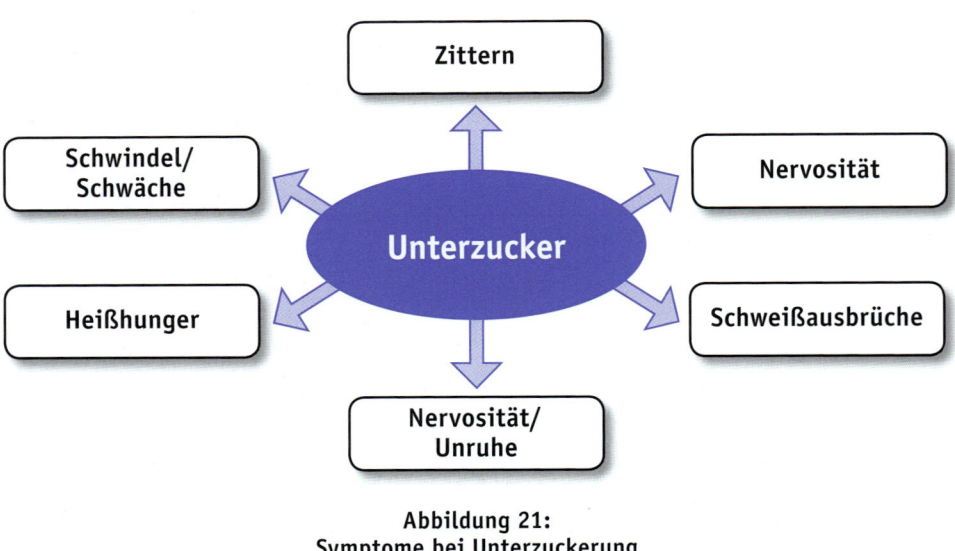

Abbildung 21:
Symptome bei Unterzuckerung

Von einer Unterzuckerung spricht man bei Blutzuckerwerten unter 50 mg/dl.

Was passiert im Körper, wenn der Blutzucker sinkt?

Wenn der Körper eine Unterversorgung mit Zucker bemerkt, weil längere Zeit nichts gegessen oder körperlich hart gearbeitet wurde, gerät er in Alarmbereitschaft. Er leitet Gegenmaßnahmen ein, die den Zuckermangel im Blut ausgleichen sollen. Der Fachausdruck heißt hormonelle Gegenregulation, weil die Stresshormone (unter anderem Adrenalin) die entscheidende Rolle bei der Bewältigung der Unterzuckerung spielen. Bei Blutzuckerwerten zwischen 50 und 70 mg/dl schüttet der Körper u.a. Adrenalin aus. Dadurch kommt es zu den oben beschriebenen Warnzeichen und außerdem zur Freisetzung von Zuckerreserven aus der Leber. Dank dieser „Adrenalinbremse" sind schwere Hypoglykämien mit Bewusstlosigkeit sehr selten.

In der Regel kann der Körper gut mit Unterzuckerungen fertig werden. Dennoch ist es für Personen mit Diabetes wichtig, ihnen entgegenzuwirken, da häufige Hypoglykämien zu einer Gewöhnung führen. Der Körper „stumpft ab" und leitet immer weniger Gegenmaßnahmen ein. Dadurch erhöht sich das Risiko, schwere Unterzuckerungen zu erleiden, und damit die Unfallgefahr, z.B. im Straßenverkehr, am Arbeitsplatz und im Haushalt.

Wird der Blutzuckerabfall nicht rechtzeitig behandelt, sinken die Werte weiter. Ab einem Wert von 40 mg/dl ist das Gehirn unterversorgt, was durch die folgenden Symptome charakterisiert ist:

— Denkstörungen: Verwirrtheit, Unkonzentriertheit, Gedächtnisstörungen, Verständnisschwierigkeiten beim Lesen oder Zuhören, „komische" Gedanken
— Wahrnehmungsstörungen: Doppelt sehen, merkwürdige Bilder
— Bewegungsstörungen: Sprachstörungen, Störungen im Handlungsablauf bei einfachen Tätigkeiten (z.B. beim Kaffeekochen)
— Verhaltensstörungen: Albernheit, Aggressivität
— Allgemeine Verlangsamung
— Krampfanfälle
— Bewusstlosigkeit.

> **Es besteht kein Grund zur Panik, wenn Sie eine leichte Unterzuckerung haben. Es ist jedoch wichtig, die Warnzeichen zu kennen und sofort zu handeln. Außerdem sollten Sie die Ursache klären, um erneute Hypos zu vermeiden.**

Was ist bei einer Unterzuckerung zu tun?

1. Sofort ausreichend Traubenzucker essen.

Tabelle 4: Schnelle BEs bei Hypoglykämie

Bei Blutzuckerwert (mg/dl)	Anzahl Traubenzucker-Täfelchen
60-80	2 (1 BE)
40-60	4-6 (2-3 BE)
unter 40	6 (3 BE)

Traubenzucker wirkt schnell, deswegen sollten Sie bei den ersten Anzeichen einer Unterzuckerung sofort Traubenzucker zu sich nehmen, damit der Blutzucker rasch ansteigt. Es gibt ihn in unterschied-

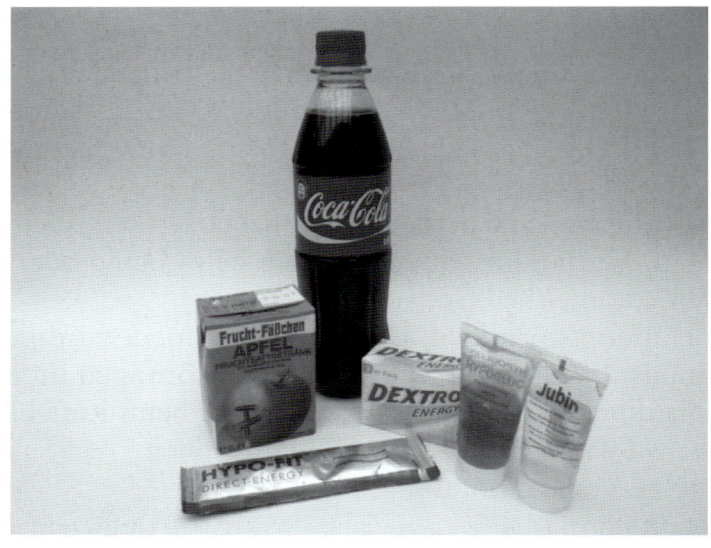

Abbildung 22:
Bei einer Hypoglykämie helfen schnelle Kohlenhydrate.

lichen Varianten, z.B. als Jubin, Dextro-Energen, Trink-Energie, Intact-Traubenzucker (Drops). Sie können aber auch ein Glas Cola, Saft oder Malzbier trinken (ca. 2 BE, keine Light- oder Diät-Produkte!). Wenn Sie Traubenzucker in Saft schütten, erfolgt die Wirkung noch schneller. Nehmen Sie das, was Ihnen am angenehmsten ist. Wichtig: Man sollte beim Eintritt einer Unterzuckerung sofort alle Tätigkeiten beenden, bei denen keine Fehler vorkommen dürfen oder Unfallgefahr besteht (z.B. Autofahren, Maschinenbedienung, Zwiebelschneiden). Die Aufmerksamkeit kann stark beeinträchtigt sein.

2. Blutzucker messen

3. Langsame BE zu sich nehmen

„Schnelle" BE wie Traubenzucker, Cola, Saft, Apfel oder Orange gehen schnell ins Blut, da sie viele Kohlenhydrate und kein Fett enthalten. Sie werden aber auch schnell wieder abgebaut (nicht anrechnen!). Sie müssen also nach der Einnahme von Traubenzucker noch zusätzlich für langsame BE sorgen, damit der Blutzuckerspiegel nicht wieder abfällt.

„Langsame" BE brauchen länger, um ins Blut zu gelangen, weil der Fettanteil im Nahrungsmittel die Aufnahme von Zucker in das Blut hemmt und die komplexen Kohlenhydrate erst aufgespalten werden müssen, bevor sie ins Blut gehen. Wenn Sie z.B. Brot mit Käse oder Butter, Schokolade oder Müsliriegel essen, steigt der Blutzucker nur langsam und verzögert.

> **Bei Verdacht auf Unterzuckerung: Erst essen, dann messen.**
> **Damit Sie im Notfall rasch an die schnellen BE kommen, sollten Sie diese immer griffbereit und an der gleichen Stelle aufbewahren.**

Bei Menschen mit Diabetes, bei denen häufiger schwere Unterzuckerungen auftreten, kann es sinnvoll sein, Angehörige/Freunde/Kollegen in die Anwendung einer Glukagon-Spritze einzuweisen.

Glukagon

– ist ein hormoneller Gegenspieler des Insulins. Innerhalb von 10 Minuten nach der Injektion werden vorhandene Zuckerreserven aus der Leber freigesetzt. Wenn nach dieser Zeit die Bewusstlosigkeit nicht beendet ist, muss der Notarzt verständigt werden!

– lässt sich wie Insulin spritzen, nachdem es spritzbereit ist (Tablette in der Ampulle ist aufgelöst).

– nach dem Erwachen 2-3 BE essen, damit der Blutzucker nicht wieder rasch absinkt.

– steht Patienten mit einem Diabetes zur Verfügung, die häufig schwere Unterzuckerungen mit Bewusstlosigkeit erleiden.

Nicht immer fällt es leicht, andere Menschen in das eigene Krankheitsmanagement einzubeziehen. Der eine möchte nicht, dass die Kollegen vom Diabetes wissen, der andere befürchtet, Freunde oder Angehörige mit der Bitte zu überfordern, ihm Glukagon zu spritzen. Für Personen, die häufig schwere Unterzuckerungen erleiden, ist es jedoch eine Entlastung, von einem Menschen umgeben zu sein, der im Falle einer Bewusstlosigkeit richtig reagieren kann. Damit dieser die richtige Handhabung kennt und sich zutraut, sollten Sie mit ihm besprechen, wie die Glukagon-Injektion vonstatten geht.

Wichtig: Bei der Injektion von Glukagon kann man eigentlich nichts verkehrt machen. Selbst wenn die Spritze nicht optimal gesetzt wird, resultieren daraus keine gesundheitlichen Schäden.

Sich gute Selbsthilfe zu ermöglichen, heißt immer Traubenzucker griffbereit zu haben.

Sich gute Fremdhilfe zu sichern, heißt andere Menschen im Vorfeld über das richtige Verhalten im Notfall zu informieren.

Wie kann es zu einer Unterzuckerung kommen?

Nach einer Unterzuckerung sollten Sie deren Ursachen erforschen, um weitere Hypoglykämien in Zukunft zu vermeiden. Hypos entstehen, wenn sich zu viel Insulin im Körper befindet.

Haben Sie

☞ **zu viel Insulin gespritzt oder insulinfreisetzende Tabletten eingenommen?**
Dann sollten Sie die entsprechende Menge an Kohlenhydraten essen und häufiger den Blutzucker messen.
Wenn Sie häufiger Unterzuckerungen bemerken, muss unter Umständen die Insulindosis verringert oder die Tablettenbehandlung verändert werden.

☞ **nicht genügend oder zu spät Kohlenhydrate gegessen?**
Häufig werden Zwischenmahlzeiten vergessen oder verschoben. Eventuell mitberechnete Zwischenmahlzeiten müssen 2–3 Stunden nach der letzten Insulinverabreichung gegessen werden. Wenn der Appetit häufig nicht sehr groß ist, muss unter Umständen die Insulin- oder Tablettenbehandlung angepasst werden.

☞ **starke körperliche Anstrengung gehabt?**
Es ist nicht immer leicht, das Ausmaß der bevorstehenden körperlichen Arbeit einzuschätzen, insbesondere für Handwerker. Sie sollten
— erst einmal weniger spritzen und gegebenenfalls nachspritzen,
— kurzwirkende kohlenhydrathaltige Nahrungsmittel mitnehmen (z.B. Traubenzucker, Cola, Obst),
— auch Alltagsbewegung (z.B. Haus- oder Gartenarbeit) berücksichtigen.

☞ **Alkohol getrunken?**
Alkoholische Getränke enthalten Zucker, der den Blutzucker schnell ansteigen lässt, in seiner Wirkung aber rasch wieder nachlässt. Ist der Zucker abgebaut, wirkt der Alkohol blutzuckersenkend. Schon bei relativ kleinen Mengen ist die Leber mit dem Abbau des Alkohols ausgelastet und nicht mehr in der Lage, Reservezucker freizusetzen. Die hormonelle Gegenregulation ist gestört, ein weiterer Blutzuckerabfall kann nicht gestoppt werden.

69

Sie sollten bei **mäßigem Alkoholkonsum** das Verhalten Ihrer Blutzuckerwerte während und nach dem Genuss von Alkohol beobachten und sie eventuell korrigieren

Sie sollten bei **reichlichem Alkoholgenuss**

– während des Alkoholkonsums zusätzliche „langsame BE" essen. Die blutzuckersenkende Wirkung des Alkohols wird durch das Essen aufgefangen.

– kein Insulin nachspritzen, da während des Alkoholgenusses die Blutzuckerwerte wie nach dem Essen von Kohlenhydraten erhöht sind.

– vor dem Schlafengehen noch Kohlenhydrate essen (Zielwert 180 mg/dl).

– wenn um zwei Uhr der Blutzuckerwert unter 140 mg/dl liegt, noch etwas essen (wenn Blutzucker kleiner als 100 mg/dl, dann 3-4 BE essen).

– zur Sicherheit Traubenzucker neben das Bett legen.

Es gibt noch zahlreiche weitere Ursachen für eine Unterzuckung. Sie müssen vom Arzt abgeklärt werden.

Unterzuckerungswahrnehmung

Das Risiko für eine Störung der Unterzuckerungswahrnehmung besteht bei

– langer Diabetesdauer mit autonomer Neuropathie,
– häufigen Unterzuckerungen oder
– zu niedrigen Zielwerten („Tieffliegerei").

Manche Menschen mit Diabetes Typ 1 spüren eine nahende Unterzuckerung nicht oder nicht zuverlässig. Nach ca. zehn Jahren Diabetesdauer können sich die körperlichen Anzeichen einer Unterzuckerung verringern: Die hormonelle Gegenregulation bleibt aus (Gewöhnungseffekt) und die Symptome einer Hypo fehlen oder verändern sich (z.B. kann das Zittern und Schwitzen durch Müdigkeit und Abgeschlagenheit ersetzt werden). Das Risiko für eine schwere Hypoglykämie mit Bewusstlosigkeit steigt, da durch eine derartige Wahrnehmungsstörung die Fähigkeit verloren geht, eine

Unterzuckerung rechtzeitig zu bemerken und zu beheben. Es ist aber möglich, die Wahrnehmung wieder zu verbessern, und zwar durch

- **Erhöhung der Zielwerte**
  Der Körper wird dann wieder sensibler für niedrige Blutzucker-werte.

- **Vermeiden von Unterzuckerungen**
  Hypoglykämien tragen zur Verschlechterung der Körperwahr-nehmung bei. Wird jede Unterzuckerung vermieden, können die Unterzuckerungssymptome bereits innerhalb eines Monats wieder besser wahrgenommen werden.

- **Wahrnehmungstraining**
  Hierbei trainieren Sie unter Anleitung Ihre Körperwahrnehmung und lernen Schritt für Schritt, auch im Alltag Unterzuckerungs-symptome frühzeitig zu bemerken.

Es gibt spezielle Schulungsprogramme zur Verbesserung der Wahr-nehmung einer Unterzuckerung (Hypos®).

Unterzuckerungsangst

Anspannung oder leichte Ängstlichkeit sind normal, sie schützen vor zu großer Sorglosigkeit. Es gibt jedoch Menschen, die aus Unterzu-ckerungsangst Situationen meiden, in denen eine Unterzuckerung sehr unangenehm wäre (z.B. Benutzen öffentlicher Verkehrsmittel) oder sie fühlen sich nur noch in Begleitung sicher. Manche nehmen aus Angst vor einer Unterzuckerung eine sehr schlechte Blutzucker-einstellung in Kauf. Sie halten den Blutzucker permanent zu hoch und vergrößern damit ihr Risiko, frühzeitig Folgeerkrankungen zu bekommen.

Zu wenig Angst:	**Leichtsinn, „Tieffliegerei"**
Zu viel Angst:	**extreme Sicherheitsvorkehrungen, wie zu hohe Zielwerte und Vermeidungsverhalten**

Unterzuckerung und nahestehende Personen

Es gibt Situationen, in denen ein Partner, Angehöriger, Kollege oder Freund eine Unterzuckerung eher bemerkt als der Betroffene selbst, z.B. wenn jemand eine gestörte Unterzuckerungswahrnehmung hat oder wenn er Warnsymptome übersieht, weil er seine Aufmerksamkeit auf andere Dinge gelenkt hat. Ein weiterer Grund kann sein, dass sich die Hypoglykämie mit Stimmungsveränderungen wie Aggressivität oder Albernheit bemerkbar macht, die anderen oft stärker auffallen als dem Betroffenen selbst. Menschen in einer Unterzuckerung reagieren manchmal einsichtig, häufig aber ignorant, ungläubig oder wütend, wenn sie auf eine solche hingewiesen werden. Partnern kommt eine schwierige Rolle zu: Einerseits erhöhen sie die Sicherheit des Menschen mit einem Diabetes, wenn sie ihn auf eine Unterzuckerung aufmerksam machen. Andererseits kann gerade die versuchte Hilfestellung des Partners zur Abwehr der angebotenen Hilfe führen. Der Angehörige ist meist auch Leidtragender einer Unterzuckerung: Er fühlt sich verantwortlich, hat aber nur geringe Einflussmöglichkeiten auf den Stoffwechsel des Betroffenen. Dies kann bei ihm Ohnmachts- und Angstgefühle in Bezug auf den Diabetes erzeugen. Eine Untersuchung ergab, dass Partner von Menschen mit Diabetes, die unter schweren Hypoglykämien litten, deutlich mehr Schlafstörungen hatten und dass in der Beziehung vermehrt Konflikte existierten als bei Paaren, die nicht von schweren Unterzuckerungen berichteten.

> **Stellt der Umgang mit Unterzuckerungen ein Problem für Ihre Partnerschaft dar, sollten Sie sich vorher einigen, welche Unterstützung gewünscht ist und welche nicht.**

Bei häufigen Unterzuckerungen oder bei einer Störung der Hypoglykämie-Wahrnehmung ist es meistens sinnvoll, die Blutzucker-Zielwerte zu erhöhen (z.B. auf 140-180 mg/dl). Man verfügt dadurch über einen höheren Sicherheitsabstand und kann auch die gestörte Hypo-Wahrnehmung verbessern.

Ketoazidose und Hyperglykämie (Überzuckerung)

Bei einer Überzuckerung befindet sich durch einen akuten Mangel an Insulin zu viel Zucker im Blut. Der Zucker kann nicht mehr in den Zellen verbrannt werden und bleibt in der Blutbahn. Stattdessen kommt es, v.a. bei Patienten mit Diabetes Typ 1, zur Fettverbrennung. Dabei entstehen Ketonkörper, wie z.B. Aceton, die zu einer gefährlichen Übersäuerung des Körpers führen. Die hohe Zuckerausscheidung im Urin, verbunden mit häufigem Harndrang, führt gleichzeitig zu einem Wasserverlust des Körpers. Wenn der Blutzucker weiter ansteigt und nicht gesenkt wird, kann es zu einer schweren Entgleisung des Diabetes kommen.

Diese Symptome helfen, die Gefahr einer Stoffwechselentgleisung zu erkennen und zu beheben:

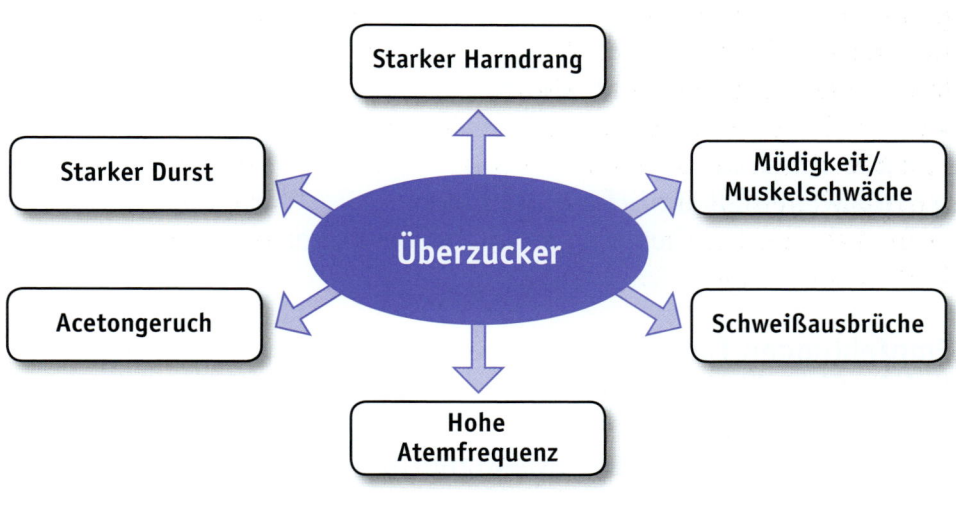

Abbildung 23:
Symptome bei Überzuckerung

Bei einer Stoffwechselentgleisung liegt der Blutzucker über 240 mg/dl, der Harnzucker beträgt mehr als 2%, der Acetonnachweis im Urin ist dreifach positiv.

73

Ursachen für hohe Blutzuckerwerte können sein:
- zu wenig oder kein Insulin gespritzt
- blutzuckersenkende Tabletten nicht eingenommen,
- zu viele Kohlenhydrate gegessen
- zu wenig körperliche Bewegung
- fieberhafter Infekt
- Stress, starke Aufregung
- veränderter Hormonspiegel.

Vorgehen bei einer Überzuckerung (Ketoazidose)

Bei zu hohen Blutzuckerwerten bei Patienten mit einem Insulin-mangel (Diabetes Typ 1 und Typ 2) sollte folgendermaßen vorge-gangen werden:
- schnell wirkendes Insulin spritzen (z.B. Normalinsulin)
- viel trinken (3-5 Liter)
- körperliche Schonung und keine zusätzliche körperliche Belas-tung
- engmaschige Blutzuckerkontrollen (alle 2-3 Stunden, auch nachts)
- nicht einschlafen
- im Zweifelsfall ärztliche Hilfe holen
- Ursachen erforschen und möglichst beseitigen.

Empfehlungen für die Insulintherapie bei Stoffwechselentgleisung:

- Ist der Blutzucker höher als 240 mg/dl und Aceton im Urin posi-tiv, sollten alle drei Stunden 20% der gesamten Tagesinsulindosis als Normalinsulin gespritzt werden. Der Blutzucker sollte nach zwei Stunden kontrolliert werden.

  Beispiel: Normalerweise spritze ich 28 IE Normalinsulin und 22 IE Ver-zögerungsinsulin pro Tag = 50 IE Tagesinsulin. 20% davon sind 10 IE, die alle drei Stunden gespritzt werden sollen, bis der Blutzucker unter 240 mg/dl sinkt.

- Wenn der Blutzucker weiterhin über 240 mg/dl liegt und der Acetonnachweis im Urin weiter positiv ist, sollten erneut 20% der Tagesinsulindosis als Normalinsulin gespritzt werden.

- Wenn der Blutzucker zwischen 180 mg/dl und 240 mg/dl liegt und der Acetonnachweis weiter positiv ist, sollten 10% der Tagesinsulindosis gespritzt werden (in unserem Beispiel 5 IE Normalinsulin).

- Wenn der Blutzucker unter 180 mg/dl gesunken ist, muss kein zusätzliches Insulin mehr gespritzt werden. Zur Sicherheit sollten alle 3-4 Stunden Blutzuckerkontrollen erfolgen.

> **Eine Gefahr der Stoffwechselentgleisung besteht immer, wenn die Menge der gegessenen Kohlenhydrate, Insulin, Bewegung und gegebenenfalls Alkohol nicht korrekt aufeinander abgestimmt sind.**

Insulindosisanpassung

Die Insulindosis sollte verändert werden, wenn die Blutzucker-Zielwerte nicht erreicht werden. Sie sollte erhöht werden, wenn zu wenig Insulin die Ursache der Überzuckerung ist. Für die Erhöhung der Insulindosis bei Fieber und Infektionen gelten spezielle Regeln (siehe Abschnitt „Besondere Situationen").

Grundsätze der Insulindosisanpassung:

- Schreiben Sie Ihre Werte regelmäßig in Ihr Blutzuckertagebuch, um Veränderungen und Einflussfaktoren zu erkennen.
- Notieren Sie alle verzehrten BEs.
- Beobachten Sie die Blutzuckerwerte erst einige Tage, um nicht auf „Eintagsfliegen" zu reagieren.
  Ausnahme: Gefahr von kritischen Situationen wie nächtlichen Hypoglykämien!
- Verändern Sie immer das Insulin, das für die unerwünschten Werte verantwortlich ist (für schlechte Werte am Mittag beispielsweise das Morgeninsulin)
- Faustformel: Eine IE kurzwirksames Insulin senkt den Blutzucker (BZ) um 30 mg/dl. Sollte Ihr BZ vor dem Essen bei 200 mg/dl liegen und Sie streben einen Zielwert von 140 mg/dl an, müssten Sie zusätzlich 2-3 IE kurzwirksames Insulin spritzen
- Dies gilt nur für kurzwirksames Insulin. Eine Senkung der Dosis des Mischinsulins würde 16 Stunden nachwirken. Das Basis-Insulin sollte angepasst werden, wenn Korrekturen der Dosis des kurzwirksamen Insulins nicht den gewünschten Erfolg hatten. Sprechen Sie ggf. mit Ihrem Arzt.

Unterzuckerung → Verminderung der Insulindosis

Überzuckerung → Erhöhung der Insulindosis

Nachfolgend sind einige Beispiele zur Dosisanpassung aufgeführt.

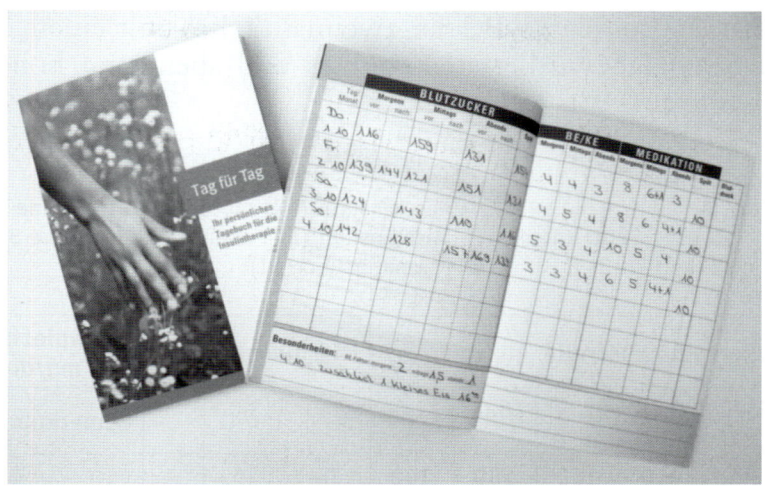

Abbildung 24: Diabetes-Tagebuch

Problem 1: Frau A. spritzt zweimal täglich ein Mischinsulin (konventionelle Therapie). Nun treten bei ihr abends und morgens zu hohe Blutzuckerwerte auf. Was würden Sie ihr raten?

Name: **Frau A.**
Kostform: **16** BE – **1900** Kalorien
Verteilung: **4–2–3–2–3–2**

Mischinsulin (MI) morgens: **Insuman Comb 25**
Mischinsulin (MI) abends: **Insuman Comb 25**
Normalinsulin (NI): _____

Blutzuckerselbstkontrolle						Mischinsulin		NI	Therapieziel: 120 mg/dl
Zeit Tag	3.00	7.45	12.00	18.00	22.00	7.45	18.00		Bemerkungen
Mi		160	110	120	170	30	14		
Do		150	130	100	160	30	14		
Fr		170	120	110		30			
Sa									
So									
Mo									
Di									

Lösung:
Insulinmenge abends erhöhen, morgens dann eventuell etwas weniger Insulin spritzen.

Problem 2: Bei Herrn B., der zweimal täglich mit einem Misch-insulin behandelt wird, treten mittags und abends zu hohe Blut-zuckerwerte auf. Was soll er tun?

Name: **Herr B.** Mischinsulin (MI) morgens: **Actraphane 30**
Kostform: **10** BE – **1200** Kalorien Mischinsulin (MI) abends: **Actraphane 30**
Verteilung: **2–1–3–1–2–1** Normalinsulin (NI): _____

Blutzuckerselbstkontrolle						Mischinsulin		NI	Therapieziel: 120 mg/dl
Zeit Tag	3.00	7.45	12.00	18.00	22.00	7.45	18.00		Bemerkungen
Mi		110	160	180	140	34	16		
Do		120	170	180	140	34	16		
Fr		120							
Sa									
So									
Mo									
Di									

Lösung:
Insulinmenge morgens erhöhen, abends dann eventuell etwas weniger Insulin spritzen.

Problem 3: Bei Frau C., die zweimal täglich ein Mischinsulin spritzt, treten mittags und abends zu niedrige Blutzuckerwerte auf. Was kann sie tun?

Name: **Frau C.**   Mischinsulin (MI) morgens: **Berlinsulin H 30/70**
Kostform: **18 BE – 2200** Kalorien   Mischinsulin (MI) abends: **Berlinsulin H 30/70**
Verteilung: **4–2–4–2–4–2**   Normalinsulin (NI): _____

Blutzuckerselbstkontrolle						Mischinsulin		NI	Therapieziel: 120 mg/dl
Zeit Tag	3.00	7.45	12.00	18.00	22.00	7.45	18.00		Bemerkungen
Mi		130	140	110	120	28	12		
Do		120	110	140	130	28	12		
Fr		130	70	80	120	28	12		Hypo wegen Hausarbeit, 12.00 Uhr + 1 BE, 18.00 Uhr + 1 BE
Sa		120				?			
So									
Mo									
Di									

Lösung:
a) Ursachen ergründen, z.B. Hausarbeit.
b) Vor anstrengenden körperlichen Tätigkeiten weniger Insulin spritzen oder mehr Kohlenhydrate essen.

Problem 4: Bei Herrn D., der zweimal täglich ein Mischinsulin spritzt, ist Samstag ein längerer Blutzuckeranstieg zu verzeichnen. Was ist zu tun?

Name: **Herr D.**
Kostform: **8** BE – **1000** Kalorien
Verteilung: **2–0–2–1–2–1**

Mischinsulin (MI) morgens: **Berlinsulin H 30/70**
Mischinsulin (MI) abends: **Berlinsulin H 30/70**
Normalinsulin (NI): _____

Blutzuckerselbstkontrolle						Mischinsulin		NI	Therapieziel: 120 mg/dl
Zeit Tag	3.00	7.45	12.00	18.00	22.00	7.45	18.00		Bemerkungen
Mi									
Do									
Fr		120	130	120	130	10	6		
Sa		130	120	240	180	10	6		16.00 Uhr 1 Stück Kuchen
So		140	130	140	130	10	6		16.00 Uhr 1 Stück Kuchen + 3 E. Humalog
Mo									
Di									

Lösung:
a) Ursachen ergründen, hier Verzehr zusätzlicher Kohlenhydrate.
b) Vor zusätzlichem Kohlenhydratverzehr kurzwirksames Insulin spritzen oder auf den Kuchen verzichten.

Problem 5: Bei Herrn E., der zweimal täglich mit einem Mischinsulin behandelt wird, tritt nach einem Kegelabend eine nächtliche Hypoglykämie auf. Was ist zu tun?

Name: **Herr E.**
Kostform: **14** BE – **1600** Kalorien
Verteilung: **3–2–3–2–3–1**

Mischinsulin (MI) morgens: **Actraphane 30**
Mischinsulin (MI) abends: **Actraphane 30**
Normalinsulin (NI): _____

Blutzuckerselbstkontrolle						Mischinsulin		NI	Therapieziel: 120 mg/dl
Zeit Tag	3.00	7.45	12.00	18.00	22.00	7.45	18.00		Bemerkungen
Mi									
Do									
Fr				130	140	16	10		Kegeln, 5 Fl. Bier
Sa	45	190	145	120	130	16	10		3.00 Uhr 2 BE
So									
Mo									
Di									

Lösung:
Zusätzliche Kohlenhydrat-Aufnahme bei körperlicher Tätigkeit und Alkoholkonsum, um Hypoglykämie zu vermeiden. Besser noch: auf den Konsum größerer Alkoholmengen verzichten.

Problem 6: Bei Herrn F., der eine intensivierte Insulintherapie durchführt, treten abends zu hohe Blutzuckerwerte auf. Was ist zu tun?

Name: **Herr F.**
Kostform: **15** BE
Verteilung: **5–0–5–0–5–0**

Normalinsulin (NI): **Liprolog**
Verzögerungsinsulin (VI): **Berlinsulin Basal**
Korrekturfaktor: 1 Einheit Insulin senkt den BZ um **30** mg%

Therapieziel: 120 mg/dl   *BE-Faktor = Insulinmenge für eine BE*

	3.00	7.45					12.00					18.00					22.30		
	BZ	BZ	BE	BE-Faktor	NI	VI	BZ	BE	BE-Faktor	NI	VI	BZ	BE	BE-Faktor	NI		BZ	VI	
Mi		130	5	3,25	16	6	140	5	1	5	6	200	5	1,75	9+3		140	12	
							14.00 BZ 190												
Do		130	5	3,25	16	6	110	5	1	5	6	190	5	1,75	9+3		130	12	
							14.00 BZ 200												
Fr		100	5	3,25	16	6	120	5	1	5	6	200	5	1,75	9+3		130	12	
							14.00 BZ 200												
Sa		110	5	3,25	16	6	130	5	1,5										

Lösung:
Mittags den BE-Faktor erhöhen und mehr Insulin spritzen.

Problem 7: Bei Frau G., die eine intensivierte Insulintherapie durchführt, treten mittags zu hohe BZ-Werte auf.
Was soll sie tun?

Name: **Frau G.**
Kostform: **frei**
Verteilung: **frei**

Normalinsulin (NI): **Novo Rapid**
Verzögerungsinsulin (VI): **Protaphane**
Korrekturfaktor: 1 Einheit Insulin senkt den BZ
um **30** mg%

Therapieziel: 120 mg/dl *BE-Faktor = Insulinmenge für eine BE*

	3.00	7.45					12.00					18.00					22.30		
	BZ	BZ	BE	BE-Faktor	NI	VI	BZ	BE	BE-Faktor	NI	VI	BZ	BE	BE-Faktor	NI		BZ	VI	
Mi		110	5	2	10	6	200	4	1	4+3	4	130	6	1,5	9		140	10	
	10.00 BZ 190																		
Do		100	5	2	10	6	240	8	1	8+4	4	110	6	1,5	9		150	10	
	10.00 BZ 190																		
Fr		130	5	2	10	6	200	4	1	4+3	4	110	7	1,5	11		110	10	
	10.00 BZ 220																		
Sa		120	5	2,5															

Lösung:
Gab es eine Zwischenmahlzeit vormittags? Morgens den BE-Faktor erhöhen und mehr Insulin spritzen.

83

Problem 8: Bei Frau H., die eine intensivierte Insulintherapie durchführt, tritt wiederholt abends gegen 21 Uhr eine Hypoglykämie auf. Was ist zu tun?

Name: **Frau H.**
Kostform: **frei**
Verteilung: **frei**

Normalinsulin (NI): **Actrapid**
Verzögerungsinsulin (VI): **Protaphane**
Korrekturfaktor: 1 Einheit Insulin senkt den BZ um **30** mg%

Therapieziel: 120 mg/dl   *BE-Faktor = Insulinmenge für eine BE*

	3.00	7.45					12.00					18.00					22.30		
	BZ	BZ	BE	BE-Faktor	NI	VI	BZ	BE	BE-Faktor	NI	VI	BZ	BE	BE-Faktor	NI		BZ	VI	
Mi		130	3+1	1	4	6	120	4+2	0,5	3	4	130	3+2	1	5		110	10	
																	21.00 Hypo + 2 BE		
Do		140	4	1	4	6	140	5+3	0,5	4	4	120	4+2	1	6		130	10	
																	21.00 Hypo + 2 BE		
Fr		120	5+1	1	6	6	110	6	0,5	3	4	120	6+2	1	8		140	10	
																	21.00 Hypo + 2 BE		
Sa		100	3+1	1	4	6	130	6+1	0,5	4		110	7+1						

Lösung:
Wurde die Spätmahlzeit rechtzeitig verzehrt? BE-Faktor abends reduzieren, evtl. Vorziehen der Spätmahlzeit.

Problem 9: Bei Herrn K., der eine intensivierte Insulintherapie durchführt, treten morgens und nachts zu hohe BZ-Werte auf. Was ist zu tun?

Name: **Herr K.**
Kostform: **frei**
Verteilung: **frei**

Normalinsulin (NI): **Insuman Rapid**
Verzögerungsinsulin (VI): **Insuman Basal**
Korrekturfaktor: 1 Einheit Insulin senkt den BZ um **30** mg%

Therapieziel: 120 mg/dl

BE-Faktor = Insulinmenge für eine BE

	3.00	7.45					12.00					18.00				22.30	
	BZ	BZ	BE	BE-Faktor	NI	VI	BZ	BE	BE-Faktor	NI	VI	BZ	BE	BE-Faktor	NI	BZ	VI
Mi		220	5+2	3	21+3	12	120	4+2	1	6+0		130	8+0	2	16+0	140	22
Do	170	200	4+2	3	18+3	12	100	3+0	1	3+0		110	2+2	2	8+0	130	22
Fr	190	240	5+1	3	18+4	12	130	5+1	1	6+0		120	4+1	2	10+0	140	22
Sa																	

Lösung:
Verzögerungsinsulin abends erhöhen.

85

Problem 10: Bei Frau L., die eine intensivierte Insulintherapie durchführt, tritt am Freitag eine nächtliche Hypoglykämie auf. Es hat eine Gegenreaktion mit einer Blutzucker-Erhöhung am Morgen stattgefunden. Was ist zu tun?

Name: **Frau L.**
Kostform: **18** BE
Verteilung: **4–2–4–2–4–2**

Normalinsulin (NI): **Berlinsulin H Normal**
Verzögerungsinsulin (VI): **Berlinsulin H Basal**
Korrekturfaktor: 1 Einheit Insulin senkt den BZ um **30** mg%

Therapieziel: 120 mg/dl *BE-Faktor = Insulinmenge für eine BE*

	3.00	7.45					12.00					18.00				22.30		
	BZ	BZ	BE	BE-Faktor	NI	VI	BZ	BE	BE-Faktor	NI	VI	BZ	BE	BE-Faktor	NI	BZ	VI	
Mi		100	4+2	2,25	14+0	8	130	4+2	1,25	8+0		120	4+2	1,75	11+0	130	12	
Do		90	4+2	2,25	14+0	8	140	4+2	1,25	8+0		110	4+2	1,75	11+0	130	12	
Fr		300	4+2	2,25	14+6	8	100	4+2	1,25	8+0		140	4+2	1,75	11+0	120	10	
							Kopfschmerzen											
Sa	70	240																

Lösung:

Nachts den Blutzucker kontrollieren, dann abends das Verzögerungsinsulin reduzieren. Unbedingt nach der Ursache der Hypoglykämie forschen (Sport, Alkohol, zu wenig gegessen).

Besondere Situationen

Fieberhafte Erkrankungen

Bei fieberhaften Erkrankungen steigt der Blutzucker meistens deutlich an, der Körper braucht mehr Insulin. Es besteht dadurch die Gefahr einer starken Überzuckerung mit Stoffwechselentgleisung. Eine engmaschige Kontrolle des Blutzuckers und des Acetons im Urin alle drei Stunden ist deshalb dringend erforderlich. Bei Fieber sollte außerdem viel getrunken werden.

Sollte der Blutzucker über 240 mg/dl steigen und der Acetonnachweis im Urin positiv sein, benötigt der Körper zusätzliches kurzwirkendes Insulin (z.B. Normalinsulin). Einzelheiten zum Vorgehen entnehmen Sie bitte dem Abschnitt „Ketoazidose und Stoffwechselentgleisung". Im Zweifelsfall sollte ein Arzt verständigt werden! Bei Patienten ohne Insulinbehandlung kann eine vorübergehende Gabe von Insulin erforderlich werden.

Übelkeit, Erbrechen, Durchfall

Der Körper braucht auch in den Zeiten Insulin, in denen nicht gegessen und getrunken wird. Wenn man wegen einer Erkrankung keine Nahrung zu sich nimmt, darf die Insulintherapie nicht ausgesetzt werden, da sonst eine Überzuckerung mit Stoffwechselentgleisung droht. Alle drei Stunden sind Blutzuckerkontrollen erforderlich.

Folgendes Verhalten hat sich bewährt:
- Bei Durchführung einer konventionellen Insulintherapie sollten 30% bis 50% der üblichen Mischinsulin-Menge gespritzt werden.
- Bei Durchführung einer intensivierten Insulintherapie sollte nur das Verzögerungsinsulin gespritzt werden.

Bei Erbrechen kann langsam Cola getrunken werden (100 ml = 1 BE). Salzstangen gleichen den Salzverlust aus (15-20 Stück = 1 BE). Tee mit zwei Teelöffeln Traubenzucker und einer Prise

Salz (insgesamt 0,5 BE) hilft ebenfalls, den Flüssigkeitsbedarf zu decken.

Kohlenhydrate in Form von Zwieback (2 Stück = 1 BE), Banane (1 Stück = 2 BE) und Haferflocken (2 Esslöffel = 1 BE) sind leicht verdaulich.

Bei Durchfall eignet sich ebenfalls gesüßter und mit einer Prise Salz versehener Tee. Zwieback, Banane sowie geriebener Apfel werden beim Kostaufbau empfohlen.

Medizinische Untersuchungen und Behandlungen

Soll man wegen ärztlicher Untersuchungen (z.B. Blutuntersuchungen, Ultraschall, Magen- oder Darmspiegelung) nüchtern in die Praxis kommen, sollte folgendermaßen vorgegangen werden:

- Lassen Sie sich einen sehr frühen Termin geben.
- Bei konventioneller Insulintherapie morgens kein Mischinsulin spritzen.
- Bei intensivierter Therapie nur das Verzögerungsinsulin spritzen. Gegebenenfalls Blutzucker kontrollieren und mit wenigen Einheiten Normalinsulin korrigieren.
- Stets an einen Traubenzuckervorrat denken.
- Mit der ersten Mahlzeit nach der Untersuchung können die Insulininjektionen vorgenommen werden.
- Sofern eine Behandlung mit Metformin durchgeführt wird, muss dieses Medikament mehrere Tage vor dem Eingriff abgesetzt werden.

Kraftverkehr

Grundsätzlich bestehen keine Einwände dagegen, dass Menschen mit Diabetes am Straßenverkehr teilnehmen. Verkehrsmedizinische Untersuchungen haben gezeigt, dass sie nicht mehr Unfälle verursachen als Menschen ohne Diabetes.

Eine besondere Gefährdung stellen jedoch Hypoglykämien dar, die das Unfallrisiko stark erhöhen. Zur eigenen Sicherheit und zur Sicherheit anderer Verkehrsteilnehmer müssen mit Insulin behandelte Diabetiker, die als Auto- oder Motorradfahrer am Straßenverkehr teilnehmen, die folgenden Ratschläge und Richtlinien beachten:

- Im Fahrzeug immer ausreichende Mengen von schnell wirksamen Kohlenhydraten (z.B. Traubenzucker) griffbereit halten. Auch der Beifahrer sollte den Aufbewahrungsort kennen.
- Blutzuckerteststreifen im Fahrzeug mitführen.
- Bei Hypoglykämie oder Verdacht auf Hypoglykämie Fahrt nicht antreten.
- Beim geringsten Verdacht auf Hypoglykämie Fahrt sofort unterbrechen, schnell wirksame Kohlenhydrate zu sich nehmen und abwarten, bis die Hypoglykämie sicher überwunden ist.
- Gewohnte Verteilung der Mahlzeiten und der Insulininjektionen einhalten.
- Regelmäßige ärztliche Kontrollen und eine halbjährliche Untersuchung der Sehleistung durchführen lassen.

Bei längeren Fahrten gilt:

- Führen Sie aus Sicherheitsgründen und auch aus juristischen Gründen vor Fahrtantritt eine Blutzuckerselbstkontrolle durch und protokollieren Sie das Ergebnis.
- Vor Antritt einer Fahrt nie mehr Insulin spritzen und nie weniger essen als üblich und nie losfahren, ohne etwas gegessen zu haben (z.B. kleine Kohlenhydratmenge).
- Jeweils nach zwei Stunden Fahrtzeit sollten Pausen eingelegt und etwas Kohlenhydrathaltiges gegessen werden.
- Lange Nachtfahrten möglichst vermeiden.
- Die Fahrgeschwindigkeit aus eigenem Entschluss begrenzen.
- Vor und während einer Fahrt keinen Alkohol trinken (auch kein Diätbier).
- Diabetikerausweis, Insulin und Insulinspritzen und gegebenenfalls Glukagon mitführen.

In den ersten Wochen einer neu begonnenen oder stark veränderten Diabetestherapie kann es durch den veränderten Wasserhaushalt zu erheblichen Sehstörungen kommen. Diese Sehstörungen sind meistens vorübergehend, eine Teilnahme am Straßenverkehr ist in diesem Stadium unter Umständen zu gefährlich. In der Regel ist die Teilnahme am Kraftverkehr in den ersten drei Monaten nach Beginn einer Insulintherapie nicht gestattet.

Durch rechtliche Regelungen sind Insulin spritzende Diabetiker von der gewerblichen Personenbeförderung sowie vom Führen von Kraftfahrzeugen der Gruppe 2 (d.h. auch LKWs über 3,5 t) ausgeschlossen. Ausnahmen können gemacht werden, wenn in einem ausführlichen Gutachten eine sehr gute Diabetes-Therapie bestätigt sowie weitere gesundheitliche Probleme ausgeschlossen werden.

Urlaub und Reisen

Menschen mit Diabetes können im Prinzip genauso verreisen wie Menschen ohne Diabetes. Die individuellen Bedürfnisse sind höchst unterschiedlich: Einige möchten vielleicht den Alltag hinter sich lassen und ganz anders leben als zu Hause, was beispielsweise die Ernährung und körperliche Aktivität angeht. Sie nehmen dafür etwas höhere Blutzuckerwerte in Kauf. Andere möchten ihren Tagesablauf genauso beibehalten und die Insulintherapie nicht ändern. Beides ist in Ordnung.

Je nach Reiseziel sind entsprechende Vorkehrungen erforderlich:

- Um Missverständnisse und Verständigungsschwierigkeiten zu vermeiden, ist das Mitführen eines internationalen Diabetikerausweises sinnvoll.

- Führen Sie immer ausreichend Insulin mit, da Ihr Insulin nicht überall zu bekommen ist. Es empfiehlt sich, mindestens 50% mehr Insulin als berechnet mitzunehmen. Im Handgepäck sollten sich Insulin und Materialien zur Blutzuckerkontrolle in ausreichender Menge befinden.

- Der Insulinvorrat sollte kühl, am besten zwischen +2 °C und +8 °C, gelagert werden. Fragen Sie gegebenenfalls vor Reiseantritt nach einem Kühlschrank in Ihrem Zimmer. In sehr heißen Regionen kann eine Kühltasche hilfreich sein.

- Je nach Nahrungsaufnahme und sportlicher Betätigung ändern sich die erforderlichen Insulinmengen oft sehr. Eine entsprechende Kontrolle und Anpassung muss durchgeführt werden.

- Bei hohen Temperaturen und bei körperlicher Anstrengung braucht der Körper meistens weniger Insulin.

- Bei manchen sportlichen Aktivitäten, wie Tauchen, Surfen, Drachenfliegen usw. sind Hypoglykämien besonders gefährlich. Die Blutzuckerwerte dürfen vorher nicht zu niedrig sein.

- Vor extremen (sportlichen) Aktivitäten sollten am besten vorher spezielle Informationen eingeholt werden.

- Bei Fernreisen ist es am günstigsten, Zeitunterschiede mit einem kurzwirksamen Insulin (Normalinsulin) zu überbrücken.
  Beim Flug nach Westen findet ein Zeitgewinn statt, der Körper braucht also mehr Insulin. Dieses Insulin kann am besten in Form eines kurzwirksamen Insulins zugeführt werden.
  Beim Flug nach Osten verkürzt sich der Tag, der Körper braucht weniger Insulin. Wird eine konventionelle Insulintherapie durchgeführt, kann man das Mischinsulin je nach Zeitunterschied durch ein- oder zweimaliges Spritzen eines kurzwirksamen Insulins ersetzen.

Klären Sie vor Antritt der Reise ab, wie Sie im Ausland krankenversichert sind. Oft ist eine zusätzliche Reisekrankenversicherung zu empfehlen.

Fußvorsorge

Unter bestimmten Umständen muss ein Mensch mit Diabetes seinen Füßen viel Aufmerksamkeit widmen. Bei langjährigem, besonders bei über längere Zeit schlecht behandeltem Diabetes kann es an Nerven und Gefäßen zu Schädigungen kommen (siehe Abschnitt „Folgeerkrankungen").

Nervenschäden äußern sich unter anderem durch:
- Kribbeln, Ameisenlaufen
- Brennen
- Verlust der Wahrnehmung von Schmerzen, Wärme und Kälte,
- trockene, rissige Haut
- vermehrte Bildung von Hornhaut.

Eine Nervenschädigung liegt auch vor, wenn bei der ärztlichen Untersuchung der Stimmgabeltest schlecht ausfällt, das Kalt-Warm-Empfinden gestört ist oder die Berührung eines dünnen Fadens (Mikrofilament) nicht wahrgenommen wird. Durchblutungsstörungen können sich als Schmerzen in der Wade, im Fuß oder auch im Oberschenkel bemerkbar machen. Sie lassen nach, wenn eine Ruhepause eingelegt wird. Man spricht deshalb auch von der Schaufensterkrankheit.

Wenn Nerven oder Gefäße an den Füßen nicht in Ordnung sind, sollten bestimmte Vorsichtsmaßnahmen getroffen werden:
- richtige Fußpflege
- geeignetes Schuhwerk
- regelmäßige Fußinspektion.

Hilfreiche Tipps zur Fußpflege

1. Anschauen – wenn nötig mit Hilfe eines Spiegels oder durch eine andere Person. Schmerzen sind kein verlässliches Zeichen, da die Schmerzwahrnehmung vermindert sein kann.

Achtung bei Rötungen, Druckstellen, Schwellungen oder Verletzungen!

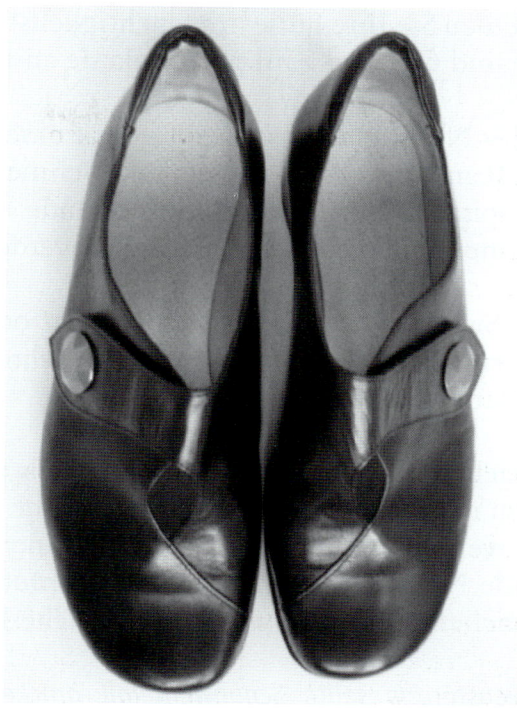

Abbildung 25:
Angepasstes Schuhwerk schützt die Füße.

2. Waschen – Überprüfen Sie die Wassertemperatur mit Hilfe eines Thermometers, 36 °C bis 38 °C sollten nicht überschritten werden. Die Badezeit sollte maximal sechs bis acht Minuten betragen, da die Haut sonst aufweicht. Bei offenen Wunden nicht baden! Benutzen Sie eine hautfreundliche Seife.

Trocknen Sie Ihre Füße sorgfältig ab, auch die Zehenzwischenräume.

3. Hornhaut – entfernen, da sie auf gesundes Gewebe drückt und dort zu Verletzungen führen kann. Benutzen Sie einen Bimsstein. Schere, Hornhauthobel und andere scharfe Gegenstände sind wegen der Verletzungsgefahr ungeeignet.

Hornhaut ist immer die Folge von zu großem Druck. Es ist wichtig, die Ursache zu erforschen und zu beseitigen!

4. Pflegen – Cremen Sie Ihre Füße mit feuchtigkeitshaltigen Cremes ein. Ungeeignet sind Öle und Zinkpasten, da sie austrocknen.

5. Nagelpflege – Nägel gerade schneiden (mit einer abgerundeten Schere), nur am Rand ein wenig nachfeilen. Nehmen Sie dazu eine Feile und keine spitzen oder scharfen Gegenstände. Eingewachsene Nägel sollten immer von Fachleuten behandelt werden.

6. Strümpfe – Sie sollten kein enges Bündchen oder auftragende Nähte haben. Vermeiden Sie Faltenbildung und achten Sie auf einen hohen Baumwollanteil.

7. Schuhe – Nachmittags sind die Füße dicker als morgens, daher Schuhe am besten nachmittags kaufen. Neue Schuhe sollten vorsichtig eingetragen werden. Achten Sie im Schuhinneren auf Fremdkörper, drückende Nähte oder scheuerndes Innenfutter. Wichtig ist guter Halt, ausreichender Platz sowie breite, weiche Kappen.

Bei einer Nervenstörung sollte Schuhwerk mit druckentlastenden Einlegesohlen getragen werden, Sie können vom Diabetologen verordnet werden.

8. Hühneraugen, Schwielen und Verletzungen – sollten Sie niemals selbst behandeln. Desinfizieren Sie die betroffene Stelle und decken Sie sie mit einem sterilen Pflaster ab. Anschließend sollten Sie einen Arzt oder medizinisch geschulten Fußpfleger (Podologen) aufsuchen.

Bei Entzündungszeichen (Rötung, Schwellung, Schmerzen, Fieber) sollten Sie keine Zeit verlieren und unverzüglich zu einem Arzt gehen.

9. Fußpilz – entsteht leicht zwischen den Zehen. Die Haut ist gerötet, nässt, juckt und es bilden sich kleine Hautschuppen. Lassen Sie sich vom Arzt ein geeignetes Medikament (Salbe/Spray) verschreiben. Wechseln Sie täglich Handtuch und Strümpfe, die Sie dann mit der Kochwäsche waschen. Die Schuhe sollten desinfiziert werden.

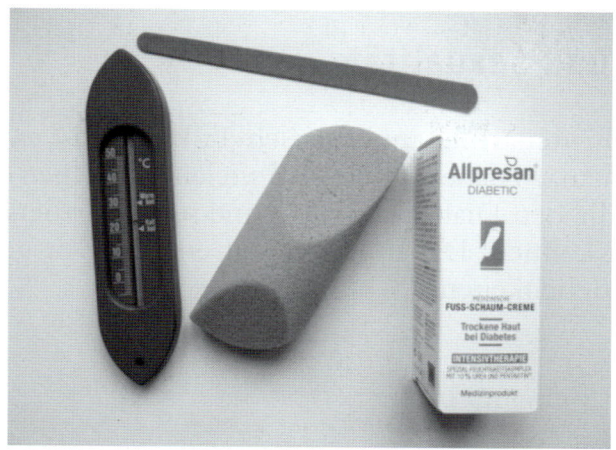

Abbildung 26:
Zur Pflege der Füße werden geeignete Hilfsmittel benötigt.

Auch wenn der Fußpilz nicht mehr zu sehen ist, soll die Behandlung noch ca. 2 Wochen fortgesetzt werden, um auch die Sporen zu vernichten.

10. Wenn Sie eine Neuropathie haben, vermeiden Sie:
– barfuß oder nur in Strümpfen zu laufen,
– Wärmflaschen bzw. Heizkissen zu benutzen bzw. Füße trocken-zufönen,
– Sandalen und Schuhe mit Profil-/Noppeneinlagen zu tragen.

> **Scheuen Sie sich nicht, auch mit kleinen Verletzungen an den Füßen rechtzeitig zum Arzt zu gehen. Wichtig ist die sofortige fachgerechte Behandlung der Wunde, auch wenn diese noch so klein ist!**

Diabetes und Sexualität

Trotz Zeitschriftenartikel und Fernseh-Talkshows ist es noch immer ein Tabu-Thema: Diabetes führt bei vielen Menschen zu sexuellen Störungen, die den Diabetiker selbst und seine Partnerschaft erheblich belasten können. Dabei gibt es seit einiger Zeit geeignete Behandlungsmöglichkeiten.

Häufigkeit

Ungefähr jeder zweite männliche Diabetiker im mittleren Lebensalter leidet unter sexuellen Störungen. Meistens handelt es sich dabei um die so genannte erektile Dysfunktion, d.h. das Glied wird nicht mehr ausreichend steif. Oft leiden Männer auch unter einem Verlust des sexuellen Verlangens. Seltener verliert der Penis seine Sensibilität oder der Samenerguss bleibt aus.

Bei Frauen mit Diabetes ist das Ausmaß sexueller Probleme bislang kaum erforscht, über ihre Häufigkeit gibt es nur spärliche Erkenntnisse. Es scheint jedoch sicher, dass bei Frauen mit Diabetes überdurchschnittlich oft das sexuelle Verlangen nachlässt und dass bei ihnen schmerzhafte Entzündungen und trockene Schleimhäute im Genitalbereich den sexuellen Kontakt beeinträchtigen.

Ursachen

Häufigste körperliche Ursache von sexuellen Störungen bei männlichen Diabetikern ist die autonome Neuropathie (siehe Kapitel „Folgeerkrankungen"). Durch den chronisch erhöhten Blutzucker verlieren die Nerven im Genitalbereich allmählich ihre Funktion, die ausreichend lange und kräftige Versteifung des Penis kommt immer seltener zustande; schließlich ist eine Erektion überhaupt nicht mehr möglich. Es gibt jedoch auch andere Gründe. Mögliche Ursachen von sexuellen Störungen bei Männern mit Diabetes sind:

Ausführliches Arztgespräch: u.a.
- Krankengeschichte: Operationen, Unfälle, Komplikationen, Medikamente etc.
- Dauer und Entwicklung der sexuellen Probleme
- Lebenssituation: Beruf, Dauer der Partnerschaft, Kinder etc.
- Belastungen: Überlastung am Arbeitsplatz, Partnerschaftsprobleme, Schulden, chronische Schmerzen etc.

Körperliche Untersuchung: u.a.
- Untersuchung der Geschlechtsorgane
- Neurologische Untersuchung
- Blutuntersuchungen (HbA1c, Blutzucker, Nierenfunktion, Schilddrüsen- und Geschlechtshormone etc.)

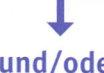

und/oder

Psychosoziale/ psychotherapeutische Hilfe
ggf. weiterführende Diagnostik wie Anamnesegespräch, psychologische Fragebögen, Paargespräch etc.

- Psychologische Einzelberatung
- Sexualtherapie
- Familien-/Paartherapie

Medizinische Hilfe
ggf. weiterführende Diagnostik, wie Messung der nächtlichen Spontanerektion, Ultraschalluntersuchungen etc.

- Vakuumpumpe
- Schwellkörperinjektion
- Medikamentenabgabe in die Harnröhre
- operative Einbringung einer Penis-Prothese
- Tabletten-Behandlung *(Viagra®)*
- Hormonersatzbehandlung
- ggf. Änderung der Medikation bei Medikamentennebenwirkungen
- Normalisierung der Blutzuckerwerte

Abbildung 27:
Untersuchungen und Behandlungsmethoden bei sexuellen Problemen von Männern.

- Neuropathie (Störung der Nervenfunktion)
- Durchblutungsstörungen
- Medikamenten-Nebenwirkungen (z.B. Beta-Blocker gegen Bluthochdruck)
- stark erhöhte Blutzuckerwerte
- Hormonstörungen
- Veränderungen am Penis
- Operationsfolgen (z.B. im Beckenbereich)
- andere schwere Erkrankungen
- seelische oder soziale Belastungen (z.B. Sorge um die Gesundheit, Angst um den Arbeitsplatz, beruflicher Stress, familiäre Probleme, Angst vor dem sexuellen Versagen, Depressionen).

Ursachen für Beeinträchtigungen der Sexualität von Frauen mit Diabetes sind häufig depressive Verstimmungen, Hormonschwankungen (z.B. im Zusammenhang mit den Wechseljahren) sowie schmerzhafte Entzündungen im Genitalbereich.

Eine **Hormonbehandlung** ist nur sinnvoll bei nachgewiesenen hormonellen Störungen (z.B. Geschlechtshormone, Schilddrüse).

Medikamenten-Nebenwirkungen als Ursache einer erektilen Dysfunktion müssen ausgeschlossen werden. Nach Absetzen derartiger Arzneimittel bessert sich gegebenenfalls die sexuelle Funktion rasch. Medikamente sollten jedoch nur in Absprache mit dem Arzt abgesetzt werden.

Eine **Normalisierung der Blutzuckerwerte** kann sexuelles Verlangen und Erektionsfähigkeit deutlich steigern.

Vakuumpumpe: Bei der Anwendung der Vakuumpumpe wird durch das entstehende Vakuum Blut in den Penis gezogen, so dass dieser ausreichend steif und verdickt wird. Die so herbeigeführte Erektion wird mit Hilfe eines Gummibandes, das über den Penis gestreift wird, für ca. 30 Minuten aufrecht erhalten. Schwerwiegende medizinische Nebenwirkungen bestehen bei korrekter Anwendung dieser Methode nicht, das Gummiband wird jedoch gelegentlich als störend empfunden. Über 80% der Behandelten sind mit dem Erfolg der Therapie zufrieden.

Schwellkörper-Injektion (SKAT): Bei der Schwellkörper-Injektion wird mittels einer Insulin-Spritze oder eines Pens (Caverject®) ein Medikament (Prostaglandin E1) in den Penis eingespritzt. Circa 15 Minuten später kommt es zu einer Erektion, die etwa eine Stunde lang anhält. Über 70% der Patienten sind mit dem Ergebnis dieser Methode zunächst zufrieden, führen sie oft aber nicht dauerhaft durch. Das liegt vermutlich an den relativ häufigen Nebenwirkungen: Schmerzen an der Einstichstelle und im Penis, örtliche Blutergüsse, stark verlängerte Erektionen und Kreislaufprobleme. Eine gründliche Einweisung durch einen erfahrenen Urologen ist erforderlich.

Erektionsfördernde Medikamente: Bekannt geworden sind die Substanzen Sildenafil *(Viagra®)*, Tadalafil *(Cialis®)* und Vardenafil *(Levitra®)*. Bei ca. 60% der Diabetiker kann etwa 30 Minuten nach der Einnahme eine Erektion zustande kommen. Die Wirkdauer ist je nach Präparat 6 bis 36 Stunden. Nebenwirkungen (Kopfschmerzen, Sehstörungen, Hitzewallungen, Verdauungsstörungen) sind relativ häufig. Mögliche Risiken durch die Einnahme, insbesondere beim Vorliegen von Herzerkrankungen, müssen mit dem Arzt gründlich abgeklärt werden. Die sogenannten Phosphodiesterase-Hemmer wirken nicht, wenn das sexuelle Verlangen des Mannes beeinträchtigt oder erloschen ist.

MUSE: Die Einbringung eines Medikaments in die Harnröhre (intraurethrale Applikation – MUSE) bringt zwar 60% der Anwender eine zufriedenstellende Erektion, ist aber mit zahlreichen Nebenwirkungen und Unannehmlichkeiten belastet.

Penis-Prothese: Die operative Versorgung mit einer Penis-Prothese stellt eine sehr erfolgversprechende, wenn auch aufwändige und nicht ganz risikofreie Behandlungsmöglichkeit dar. In den Schwellkörper werden luftballonartige Hohlkammern eingepflanzt, die bedarfsweise mit Gas oder Flüssigkeit gefüllt werden, wodurch dann eine Erektion herbeigeführt wird. Bei erfahrenen Operationsteams ist die Erfolgsquote hoch, jedoch muss auch dort in ca. 5% der Fälle mit Komplikationen (Infektionen, mechanische Probleme) gerechnet werden. Durch eine Penisprothese wird die Verwendung anderer Behandlungsverfahren zu einem späteren Zeitpunkt unmöglich.

Psychologische Beratungen und Psychotherapie haben im Zusammenhang mit sexuellen Störungen einen hohen Stellenwert. Es können zum einen seelische Ursachen erkannt und erfolgreich behandelt werden. Zum anderen können die Auswirkungen der sexuellen Störung auf die seelische Verfassung des Betroffenen und für die Partnerschaft betrachtet und gemildert werden. Unter Umständen sind auch Sexualtherapie oder Familientherapie hilfreich. Das sexuelle Verlangen kann auch aufgehoben sein, wenn Betroffenen starken Alltagsbelastungen ausgesetzt sind: Überforderung am Arbeitsplatz, Pflege von erkrankten Angehörigen, chronische Konflikte in Familie, Nachbarschaft oder Beruf. Die Lösung derartiger Probleme wirkt sich oft günstig auf die Sexualität aus.

Die **Behandlung sexueller Probleme bei Frauen** richtet sich nach den wesentlichen Beschwerden. Häufig bestehen depressive Verstimmungen, die eine psychotherapeutische und/oder medikamentöse Behandlung erforderlich machen. Gegebenenfalls sind auch Sexualberatung und Familientherapie sinnvoll. Im mittleren Lebensabschnitt können Hormonbehandlungen hilfreich sein, die aber in enger Abstimmung mit dem Frauenarzt erfolgen müssen. Normalisierte Blutzuckerwerte wirken sich oft günstig auf die allgemeine Stimmung, das sexuelle Verlangen und die sexuelle Empfindungsfähigkeit aus. Gute Blutzuckerwerte verbessern auch die Feuchtigkeit in der Scheide und verhindern lästige Infektionen im Genitalbereich und an den Harnwegen. Bestehende Entzündungen sollten rasch und gründlich behandelt werden, um störende Beschwerden beim Verkehr zu vermeiden. Bei trockenen Schleimhäuten in der Scheide können Gleitcremes Erleichterung bringen.

Behandlung sexueller Störungen bei Frauen mit Diabetes
- Normalisierung der Blutzuckerwerte
- Behandlung von Infektionen im Genitalbereich und an den Harnwegen
- Anwendung von Gleitcremes
- Hormonbehandlung
- Psychotherapie, Partnerberatung

Zum Umgang mit sexuellen Problemen in der Partnerschaft

In jeder Beziehung zwischen zwei Menschen wirkt eine sexuelle Störung bei einem Partner stets auf das Paar ein. Auch wenn die betroffenen Menschen nicht über die Störung sprechen, wird sie wahrgenommen und jeder macht sich seine Gedanken darüber.

Männer mit sexuellen Störungen erleben diese oft als Kränkung ihres männlichen Selbstwertgefühls, sie fühlen sich als „Versager" und reagieren nicht selten mit stillem Schmerz und tiefer Trauer auf den Verlust ihrer Fähigkeit zum Geschlechtsverkehr. Häufig sind Männer aber auch nicht darauf vorbereitet, dass die sexuelle „Leistungsfähigkeit" im Laufe des Lebens nachlässt. Das ist ein an sich normales Phänomen, von dem auch Männer ohne Diabetes betroffen sind. Oft gelingt es älter werdenden Paaren mit anderen lustvollen, ihrem Alter und ihren Möglichkeiten angemessenen sexuellen Handlungen Befriedigung zu finden. Nicht selten entspricht aber auch ein Nachlassen sexueller Aktivitäten einem stillen Bedürfnis eines Partners oder auch beider Partner.

Menschen reagieren sehr unterschiedlich, wenn der Partner ohne Erklärung sein sexuelles Verhalten ändert. Oft entsteht Unsicherheit und Verwirrung, nicht selten auch Misstrauen. Wichtig ist nach unseren Erfahrungen, dass die Betroffenen in ein offenes Gespräch miteinander kommen, in dem sie sich über die sexuelle Störung und die dadurch entstehenden Gefühle austauschen.

Eine sexuelle Störung bei einem der Partner kann aber auch Ausdruck und Folge einer ernsthaften Krise der Beziehung sein. In diesen Fällen können unüberlegte medizinische Behandlungen, z.B. mit Vakuumpumpe oder Tabletten, gefährlich sein, da sie die Krise der Beziehung unter Umständen noch verschärfen. Eheberatung oder Psychotherapie sind in solchen Situationen hilfreich und erforderlich.

Sprechen Sie mit Ihrem Partner über Ihre Probleme und Sorgen!

Neue Entwicklungen bei der Behandlung des Diabetes mellitus

Über die Behandlung des Diabetes sind aus den Medien laufend Neuigkeiten zu erfahren. Wir wollen den aktuellen Stand dieser Entwicklungen darstellen.

Unblutige Blutzuckermessung

Die zahlreichen Blutzuckerselbstmessungen werden häufig als unangenehm und belastend empfunden. Jedes Mal findet eine kleine Körperverletzung statt, bei manchen Menschen entstehen im Laufe der Jahre auch Veränderungen an den Fingerkuppen. Seit vielen Jahren forscht daher die Industrie, um Blutzuckermesssysteme zu entwickeln, bei denen eine Verletzung der Haut nicht mehr erforderlich ist. Leider ist es trotz intensiver Bemühungen bisher nicht gelungen, Geräte zur unblutigen Blutzuckermessung mit einer ausreichenden Messgenauigkeit herzustellen. Derzeit werden lasergestützte Systeme getestet. Es bleibt abzuwarten, ob sie sich als alltagstauglich erweisen.

Die künstliche Bauchspeicheldrüse

Rein technisch ist das Problem schon seit langem gelöst: 1979 wurde mit der „Ulmer Zucker-Uhr" die erste funktionsfähige künstliche Bauchspeicheldrüse vorgestellt. In ihr wird in Abhängigkeit von den gemessenen Blutzuckerwerten vollautomatisch die richtige Insulinmenge abgegeben. Aber auch heute haben diese Geräte noch die Größe eines Weinkartons, von dem (infektionsbedrohte) Schläuche in den Körper führen. Die künstliche Bauchspeicheldrüse kann deshalb nach wie vor nur für klinische Studien oder in Spezialkliniken für einige sehr schlecht behandelbare Patienten eingesetzt werden. Eine breite Anwendung ist derzeit nicht absehbar.

Inselzell-Transplantation

Seit vielen Jahren beschäftigen sich Forscher mit Möglichkeiten, einen bestehenden Diabetes zu heilen. Dabei wird unter anderem versucht, aus gesunden Bauchspeicheldrüsen funktionsfähige insulinproduzierende Zellen (Inselzellen) herauszulösen und sie nach einer komplizierten Aufbereitung einem Menschen mit Diabetes einzuspritzen. Bei ca. 80% der behandelten Patienten stellt sich ein Erfolg ein, d.h. die körpereigene Insulinproduktion kommt wieder in Gang. Als Probleme dieser Behandlung sind die hohen Kosten (ca. 500.000 Euro) sowie die lebenslange medikamentöse Therapie zur Vermeidung einer Abstoßung mit ihren Kosten und Risiken anzusehen.

Bauchspeicheldrüsen-Nieren-Transplantation

Bei Menschen, die an einem Diabetes mellitus erkrankt sind, ist eine Bauchspeicheldrüsen-Transplantation möglich. Wegen der sehr geringen Zahl von verfügbaren Spenderorganen wird eine derartige Operation in der Regel nur bei Patienten vorgenommen, bei denen wegen eines Nierenversagens auch eine Blutwäsche (Dialyse) durchgeführt wird. Diese Patienten erhalten gleichzeitig auch eine neue Niere. Nach dem Eingriff besteht wieder eine ausreichende körpereigene Insulinproduktion, und die Dialyse ist nicht mehr nötig. Wie bei allen Transplantationen ist jedoch eine lebenslange medikamentöse Therapie zur Verhinderung von Abstoßungsreaktionen erforderlich.

Erfahrene Behandlungsteams erreichen bei über 80% ihrer Patienten eine dauerhaft störungsfreie Funktion der transplantierten Organe. Transplantationen verbessern die Lebenserwartung und die Lebensqualität der schwerkranken Patienten nachhaltig.

Diabetes Typ 2 durch eine bariatrische Operation heilbar?

Seit einigen Jahren wird in aller Welt immer häufiger eine operative Behandlung von Menschen mit starkem Übergewicht durchgeführt. Die entsprechenden Operationsverfahren sind das Magenband („gastric banding"), der Schlauchmagen („sleeve-gastrectomy") und der Magen-Bypass („gastric bypass"). Bei sehr vielen Patienten wird das Übergewicht durch derartige Eingriffe langfristig erheblich reduziert, und der Diabetes Typ 2 verschwindet dadurch. Das körperliche Wohlbefinden und die seelische Verfassung bessern sich bei den meisten Menschen nach einer sogenannten bariatrischen Operation erheblich. Es bestehen jedoch auch Risiken: Die Operation selbst ist nicht ungefährlich. Während ein Magenband operativ wieder entfernt werden kann, wenn es sich nicht bewährt hat, werden durch die anderen Operationsverfahren Veränderungen am Magen-Darm-Kanal vorgenommen, die nicht mehr rückgängig gemacht werden können. Je nachdem welche Operation durchgeführt wurde, kann es zu schwerer Mangelernährung kommen. Vor und auch langfristig nach dem Eingriff sind ernährungsmedizinische Regeln konsequent einzuhalten. Es ist z.B. nicht mehr möglich, normale Portionen zu essen. Stattdessen muss das Essen auf viele kleine Mahlzeiten am Tag verteilt werden. In vielen Fällen müssen lebenslang zusätzlich Vitamine und Spurenelemente eingenommen werden. Bei manchen Patienten stellen sich nach der Operation und einer starken Gewichtsabnahme ernsthafte seelische Probleme wie Depressionen und Selbstmordgedanken ein. Und schließlich führt die Operation nicht in jedem Fall zum gewünschten Erfolg. Die Entscheidung zu einer gewichtsverringernden Operation sollte gut abgewogen und mit ausgewiesenen Fachleuten besprochen werden.

Kann der Ausbruch eines Diabetes verhindert werden?

Wissenschaftler beschäftigen sich seit vielen Jahren damit, wirksame Maßnahmen zur Verhütung eines Diabetes zu entwickeln (z.B. Impfung, Veränderungen des Genmaterials). Erfolge dieser Bemühungen sind derzeit nicht in Sicht. Als wirkungsvollste nicht-operative Maßnahmen, den Ausbruch eines Diabetes Typ 2 zu verzögern oder zu verhindern, gelten nach wie vor nur eine erfolgreiche Gewichtskontrolle sowie regelmäßige körperliche Aktivität. Maßnahmen zur Verhütung eines Diabetes Typ 1 gibt es leider nicht.

Können Medikamente die Folgekrankheiten beseitigen?

Zentrales Problem des Diabetes sind die Spätfolgen. Sie entstehen durch Veränderungen an Nerven oder Blutgefäßen. Leider gilt nach wie vor: Durch die Normalisierung von Blutzucker, Blutfetten und Blutdruck sowie durch Nikotinverzicht kann oft eine weitere Verschlimmerung verhindert werden, eine nachhaltige „Reparatur" der eingetretenen Veränderungen ist nicht möglich. Medikamente, die Blutgefäße oder Nerven reparieren können, gibt es derzeit nicht.

Vieles ist bei der Behandlung des Diabetes im Fluss. Aktuelle Neuigkeiten werden im Diabetes-Journal, auf den Gesundheitsseiten von Zeitungen, in Fachsendungen von Hörfunk und Fernsehen sowie auf Veranstaltungen wie den Diabetiker-Tagen besprochen. Viele interessante Informationen sind auch im Internet zu finden. Entsprechende Kontaktadressen finden Sie im Anhang.

2. Ernährung

Die Ernährung hat einen hohen Stellenwert bei der Behandlung des Diabetes. Bereits geringe Änderungen der Ernährungsgewohnheiten können Blutzucker, Blutdruck und Blutfette positiv beeinflussen und so das Risiko für Folgeerkrankungen senken. Der Blutzucker jedes Menschen wird wesentlich durch Insulin und Essen reguliert. Insulin senkt den Blutzucker, kohlenhydrathaltige Speisen und Getränke erhöhen ihn.

Bei Menschen mit Diabetes, die Insulin spritzen oder Sulfonylharnstoffe/Glinide einnehmen, ist es erforderlich, die kohlenhydrathaltigen Speisen und Getränke in BE (Berechnungseinheit) zu berechnen. Einzelheiten zu diesem Thema finden Sie im Kapitelabschnitt „Berechnung von Broteinheiten".

Bei Menschen mit Übergewicht hilft zudem eine Gewichtsabnahme, die Insulinwirkung zu verbessern. Es empfiehlt sich dazu eine kalorienreduzierte Mischkost. Für Diabetiker ohne Gewichtsprobleme gelten die üblichen Empfehlungen für eine abwechslungsreiche, gesunde Mischkost. Eine spezielle „Diabetes-Ernährung" oder „Diabetes-Diät" ist nicht notwendig.

Im Folgenden möchten wir Ihnen einige Informationen und Tipps zum Thema Ernährung geben.

Gesund und abwechslungsreich genießen

Gesunde Mischkost heißt:
- viel frisches Gemüse und Obst
- viel Getreideprodukte, Kartoffeln, Nudeln, Reis, möglichst aus Vollkorn/naturbelassen
- mäßig Milch, Milchprodukte, Käse, möglichst fettarm
- mäßig Fleisch, Fisch, Geflügel, Eier, Wurst

- wenig Fett, Fettreiches und Süßes
- mindestens 1,5 l Trinkflüssigkeit (= 2 Flaschen Wasser).

Bei der Zusammenstellung der Mahlzeit hilft die **Ernährungspyramide.** Die Empfehlung lautet: Essen Sie mehrmals täglich aus der Basis und aus der zweiten Ebene der Pyramide, mäßig aus der dritten und wenig aus der „Spitze". Sie dürfen also alles essen, auch Süßigkeiten – aber in Maßen!

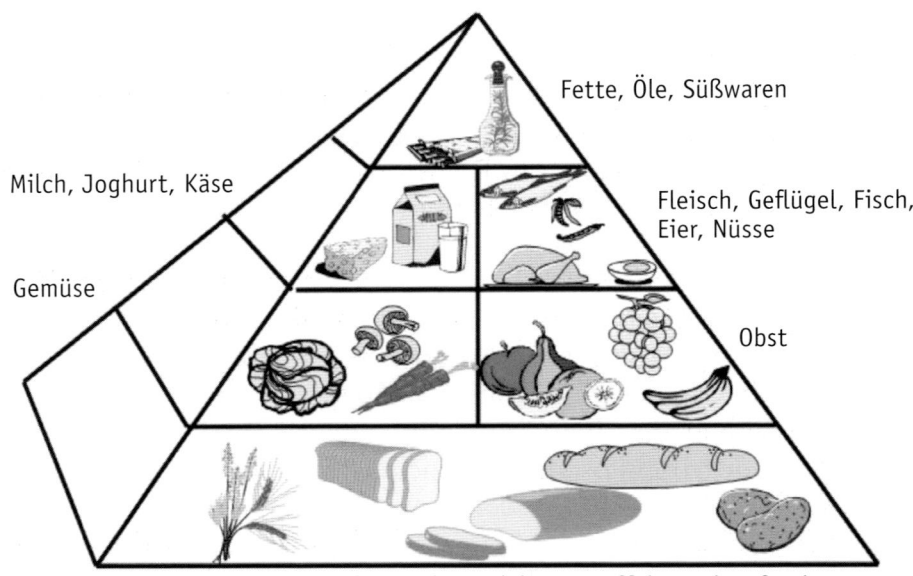

Fette, Öle, Süßwaren

Milch, Joghurt, Käse

Fleisch, Geflügel, Fisch, Eier, Nüsse

Gemüse

Obst

Brot, Getreideprodukte, Reis, Nudeln, Kartoffeln, Hülsenfrüchte

Abbildung 28:
Ernährungspyramide

Eine gesunde Mischkost schließt gesunde Zubereitung mit ein. Das bedeutet:
- Gemüse und Obst möglichst frisch essen, lange Lagerungszeiten vermeiden.
- Produkte so naturbelassen wie möglich verzehren. Bei Obst und Gemüse befinden sich viele Ballast- und Mineralstoffe in bzw. direkt unter der Schale, deswegen sollte es mit Schale gegessen werden. Ähnlich ist es bei Reis oder Getreide, die häufig geschält

sind. Vielleicht probieren Sie einmal neben Vollkornbrot auch Vollkornnudeln oder Naturreis.
– Vitamin schonende Verarbeitung: Gemüse dünsten statt kochen, Garzeiten so kurz wie möglich halten, Warmhalten der Mahlzeiten vermeiden.
– Fett sparen beim Zubereiten: beschichtete Pfannen verwenden, Grillen, Schmoren, Dünsten sind besser als Frittieren und Braten.

Bestandteile unserer Nahrung

Die Bestandteile unserer Nahrung sind
• die drei Hauptnährstoffe Fett, Kohlenhydrate und Eiweiß als energieliefernde Inhaltsstoffe
• die energiefreien Inhaltstoffe Wasser, Vitamine, Ballaststoffe, Mineralstoffe und Spurenelemente.

Der Energiegehalt der Hauptnährstoffe wird in Kilokalorien (Kcal) bzw. Kilojoule (Kj) angegeben. Es sind enthalten in

1 g Eiweiß   4 kcal
1 g Kohlenhydrate   4 kcal
1 g Fett   9 kcal

Ein Gramm Fett liefert somit mehr als doppelt so viel Energie wie die gleiche Gewichtsmenge Eiweiß oder Kohlenhydrate.

Alle Nährstoffe sind lebenswichtig. Eiweiß wird unter anderem zum Aufbau von Zellen benötigt, Fett unter anderem zur Aufnahme einiger Vitamine und zur Energiegewinnung, Ballaststoffe zur Verdauung, Vitamine, Mineralstoffe und Spurenelemente für viele Stoffwechselvorgänge. Für Menschen mit Diabetes sind Kohlenhydrate von besonderer Bedeutung, da sie Blutzucker erhöhend wirken. Sie sollten aber nicht an den Kohlenhydraten sparen, denn sie sind wichtige Energielieferanten. Wenn Sie den Wunsch nach einer Gewichtsabnahme haben, sparen Sie nicht an den Kohlenhydraten, sondern lieber am Fett, d.h. nicht am Brot, sondern am fettreichen Belag, nicht an Nudeln, sondern an der Soße.

Blutzuckerwirkung von Lebensmitteln

Blutzucker erhöhend sind	Nicht Blutzucker erhöhend sind
Kohlenhydratreiche Lebensmittel	**Wasserreiche Lebensmittel,** z.B. Gemüse, Salat
– Milch/Milchprodukte, z.B. Joghurt, Dickmilch, Buttermilch, Kefir	
– Obst	**Fettreiche Lebensmittel,** z.B. Butter, Margarine, Öl, Sahne, Schmalz, Majonäse
– Getreide und Getreideprodukte, z.B. Brot, Mehl, Gries, Reis, Nudeln, Mais	
– Kartoffeln und Kartoffel-produkte, z.B. Pommes frites, Püree, Klöße, Kroketten	**Eiweiß- und fettreiche Lebensmittel,** z.B. Fleisch, Wurst, Geflügel, Eier, Käse, Fisch
– Zucker, z.B. in Süßigkeiten, Kuchen, Eis, Sirup, Honig, Cola	
– Einzelne Gemüse: Kidneybohnen, Saubohnen	

Hülsenfrüchte (Erbsen, Bohnen, Linsen) sind zwar kohlenhydrat-reich, enthalten aber sehr viele Ballaststoffe, so dass ein tiefer Teller voll den Blutzucker nur gering ansteigen lässt.

Auch Nüsse, Kerne und Samen (z.B. Erd-, Kokos-, Wal-, Haselnüs-se, Pistazien, Mandeln, Leinsamen, Mohn) sind kohlenhydratreich, enthalten aber auch viel Fett und Ballaststoffe, so dass eine Handvoll davon sich kaum auf den Blutzucker auswirkt.

Verschiedene kohlenhydratreiche Lebensmittel verändern den Blutzucker unterschiedlich schnell. Je mehr Fett und/oder Ballaststoffe eine Speise enthält, desto langsamer steigt der Blutzucker an.

Lebensmittel, die den Blutzucker sehr schnell ansteigen lassen: Zucker in konzentrierter Form und zuckerreiche Getränke, z.B.
- Traubenzucker, Haushaltszucker, Honig
- Cola, Limonade
- Fruchtsaftgetränk

Diese Lebensmittel sind zur Behandlung von Unterzuckerungen geeignet.

Lebensmittel, die den Blutzucker schnell ansteigen lassen: Weißmehlprodukte ohne jegliche Eiweiß- oder Fettzugabe und Obst, z.B.
- Weißbrot, Toast, helle Brötchen
- Zwieback, Cornflakes

Mahlzeiten, die den Blutzucker mittelschnell ansteigen lassen: Kohlenhydrathaltige Lebensmittel, u.a. in Verbindung mit Fett bzw. Eiweiß und Fett, z.B.
- Mischbrot mit Käse oder Wurst
- Kartoffeln, Gemüse, Fleisch und Sauce
- Schokolade
- Äpfel, Birnen, Trauben, Aprikosen, Pfirsiche, Erdbeeren

Mahlzeiten, die den Blutzucker langsam ansteigen lassen: Ballaststoffreiche Lebensmittel in Verbindung mit Fett oder sehr fettreiche Lebensmittel, z.B.
- Müsli
- Vollkornbrot mit Butter und Fleischwurst
- Buttercremetorte
- Erbsensuppe mit Mettwurst
- Bratkartoffeln, Spiegelei und Rohkostsalat

Gesund und dauerhaft abnehmen

Wenn Sie abnehmen wollen, empfiehlt sich eine kalorien- bzw. fettreduzierte Mischkost. Um den ungefähren Kalorienbedarf eines Menschen zu errechnen, bestimmt man zuerst das Normalgewicht mit der einfachen Formel: Körpergröße in cm minus 100. Anschließend multipliziert man dieses mit 30/35/40 kcal für leichte/mittlere/schwere körperliche Tätigkeit am Tag.

Beispiel:
Körpergröße: 1,80 m; 180 cm minus 100 = **80**
Leichte Tätigkeit (Büroarbeit): 30 x 80 = **2400** kcal pro Tag

Wenn eine übergewichtige Person diese Kalorienmenge zu sich nimmt, wird sie langsam, aber stetig abnehmen. Denn Übergewicht entsteht dadurch, dass die Energiezufuhr längere Zeit über dem Energiebedarf liegt. Auch Bewegung unterstützt die Gewichtsabnahme, da sie Kalorienverbrauch erhöht.

Bei einem solchen Vorgehen müssen Sie sich nur wenig einschränken. Anders ist das bei so genannten Crashdiäten oder einseitigen Diäten (z.B. Kohlsuppendiät, Ananas-Diät), bei denen die tägliche Kalorienmenge stärker reduziert wird. Zwar erzielen Sie kurzfristig gute Erfolge, es kommt aber meistens rasch wieder zu einer erneuten Gewichtszunahme (Jojo-Effekt). Die starken Einschränkungen bewirken eine hohe Rückfallgefahr. Wer gesund und dauerhaft abnehmen will, sollte seine Ernährungsgewohnheiten langfristig umstellen und eine Gewichtsreduktion von 0,5-1 kg pro Woche anstreben.

Die folgende Übersicht soll Ihnen bei der Auswahl der Lebensmittel helfen.

STATT	☺ BESSER
Wurst, Fleisch	
Mett- oder Leberwurst Salami Fleischwurst, Fleischsalat Mett, Gehacktes Bauchfleisch, Speck Bratwurst	Schinken ohne Fettrand Geflügelaufschnitt Aspik oder Sülze wie Corned-Beef Geflügelfleisch ohne Haut Rindfleisch Schweinefilet
Milchprodukte	
Milch mit 3,5% Fettgehalt und mehr	Milch mit 1,5% Fettgehalt und weniger
Fettreiche Milchprodukte wie Sahne, Creme fraiche, Schmand, Sahnejoghurt, Sahnequark	Milchprodukte wie Buttermilch, Dick-milch, Magerquark, Joghurt bis 1,5% Fettgehalt
Käsesorten mit Fettgehalt über 30% i.Tr., z.B. Brie, Gouda, Feta, Butterkäse, Mozzarella, Doppelrahmfrischkäse	Käsesorten mit Fettgehalt bis 30% i.Tr. wie Hüttenkäse, Harzer, fettreduzierter Schnitt- oder Frischkäse
Fisch	
Aal, Makrele, Hering	Seelachs, Rotbarsch, Forelle, Seezunge
Fischkonserven mit Öl, z.B. Thunfisch in Öl, Ölsardinen	Thunfisch in Wasser
Heringssalat, Räucherlachs	Schalen- und Krustentiere, z.B. Krabben, Krebse
Panierter Fisch, Fischstäbchen oder Tintenfisch-Ringe	Gedünsteter Fisch
Fette	
Margarine oder Butter, z.B. auch in Gemüse oder Soßen	Fettreduzierte Streichfette wie Halbfett-margarine oder Joghurtbutter
Gehärtete Pflanzenfette, Palm-, Kokosöl	Hochwertige Pflanzenöle wie Raps-, Oliven- oder Distelöl
Getränke	
Fruchtsaft, Fruchtnektar Limonade, Cola Eistee Alkoholische Getränke, z.B. Bier, Wein	Mineralwasser Saftschorle Ungezuckerte Früchte-, Kräutertees Light-Getränke
Snacks	
Schokolade, Schokoriegel Chips, Erdnussflips Nüsse	Popcorn ungesüßt, z.B. mit Salz Reiswaffeln Salzstangen Obst oder Rohkost mit Joghurt-Dips

Tipps zur Veränderung des Essverhaltens

Sich auf eine gesunde Mischkost umzustellen, ist oft leichter, als man meint. Häufig sind nur geringe Veränderungen erforderlich.

Ernährungsgewohnheiten beobachten
— Führen Sie ein Ernährungstagebuch, in dem Sie aufschreiben, was, wann, wo, warum und wie viel Sie täglich essen. So erkennen Sie am besten Ihre Problembereiche und Gefahrensituationen.

Einkaufstipps
— Jedes abgepackte Lebensmittel, das industriell hergestellt wurde, muss auf der Packung eine Zutatenliste aufweisen. Die Liste gibt Aufschluss über die Mengenanteile der verwendeten Zutaten. Der Stoff, der am meisten enthalten ist, steht an erster Stelle, der zweithäufigste an zweiter Stelle usw. Je weiter vorne fetthaltige Zutaten stehen, umso kalorienreicher ist dieses Lebensmittel. Häufig finden sich auch mehrere zuckerhaltige Zutaten in einer Liste. Dazu gehören z.B. Zucker (= Saccharose), Honig, Traubenzucker (= Glucose), Fruchtzucker (= Fructose), Glucosesirup, Malz.

> **Überprüfen Sie einmal die Zutatenliste von vermeintlich „gesunden" Produkten wie Müsliriegel oder Frühstücksflocken. Sie werden überrascht sein!**

— Auf vielen Lebensmittelverpackungen ist eine Nährwertanalyse aufgedruckt. Die Angaben beziehen sich auf 100 g bzw. 100 ml des Produktes, können aber auch für eine fertige Portion oder den gesamten Packungsinhalt angegeben sein.

Mehr zum Umgang mit der Nährwertanalyse finden Sie auch unter „BE-Berechnung von Fertigprodukten und Rezepten".

Bewusst essen
— Mahlzeiten in den Tagesablauf einplanen und regelmäßig essen.
— Während des Essens Nebentätigkeiten wie Zeitunglesen oder Fernsehen vermeiden.

– Bewusst langsam essen und trinken, gründlich kauen, dabei auf Geschmack und Sättigung achten. Das Sättigungsgefühl setzt erst nach ca. 20 Minuten ein.
– Wenn Sie satt sind, lassen Sie den Rest auf dem Teller liegen! Es muss nicht immer alles aufgegessen werden. Reste von Mahlzeiten können eingefroren oder eventuell später gegessen werden.

Die Mahlzeiten genießen
– Speisen appetitlich anrichten, für eine ruhige, angenehme Stimmung sorgen, Tisch ansprechend decken.

Ernährungsgewohnheiten langsam umstellen
– Fettarme Zubereitungsarten auswählen.
– Vor der Mahlzeit einen Salat oder eine Suppe essen oder ein Glas Wasser trinken, das nimmt den ersten Hunger.
– Lassen Sie Ausnahmen zu und gönnen Sie sich ab und zu ganz bewusst eine kleine Portion von Ihrer Lieblingsspeise. Genießen Sie es ohne Reue!
– Bei einer Feier darf es ruhig einmal etwas mehr sein. Wichtig ist, danach die kalorienreduzierte Ernährung weiterzuführen.
– Füllen Sie erst einmal eine kleinere Portion auf den Teller und schauen Sie dann, ob Sie satt sind.
– Das Auge isst mit! Kleine Teller lassen die Portion größer aussehen.
– Essen direkt auf dem Teller anrichten. Große Schüsseln oder Pfannen außerhalb der Sicht- und Reichweite stellen.

Verlockungen widerstehen
– Kalorienreiche Lebensmittel, wie z.B. Knabbereien oder Süßigkeiten, nicht auf Vorrat kaufen.
– Keine Knabbereien und Süßigkeiten offen in der Wohnung stehen lassen.
– Alkoholkonsum nur in Maßen. In alkoholischen Getränken verstecken sich viele Kalorien. Außerdem kann Alkohol die Kontrolle über das eigene Essverhalten beeinträchtigen.
– Rohkost, Obst oder Vollkornprodukte (oder andere gesunde Lebensmittel) für den Hunger zwischendurch einplanen und mitnehmen.

– Nicht hungrig zum Einkauf gehen und vorher einen Einkaufs-
zettel schreiben.
– Besonders in der Käse-, Wurst- und Fleischabteilung die Angaben
zum Fettgehalt beachten.
– Alkohol auf nüchternen Magen wirkt appetitanregend.

Sich belohnen

– Für Erfolge bei der Gewichtsabnahme darf man sich belohnen,
z.B. mit einem Kinobesuch, einem neuen Kleidungsstück, Aus-
flügen oder anderen Dingen, die Spaß machen.

Mit schlechtem Befinden umgehen

– Lebensmittel nicht zur Belohnung, als Trost, zur Beruhigung
oder aus Langeweile essen. Erstellen Sie eine Liste mit alternativen
Beschäftigungsmöglichkeiten.
– Bei Stress sollten Sie regelmäßig für Entspannung sorgen, z.B.
durch Lesen, Musik hören oder körperliche Bewegung (z.B.
Radfahren, Spaziergang).

Ernährungstraining

– Ernährungspyramide sichtbar z.B. an der Kühlschranktür befesti-
gen.
– Unterstützung holen, z.B. bei der Ernährungsberatung, in Koch-
kursen oder Selbsthilfegruppen.
– Kochbücher liefern neue Ideen und Anregungen.
– Lassen Sie sich von Rückschlägen und Problemen nicht entmutigen, wagen Sie einen neuen Anlauf.

Zusatzinformationen für Menschen mit Diabetes, die Insulin spritzen bzw. Sulfonylharnstoffe/Glinide einnehmen

Bestimmung von Berechnungseinheiten (BE)

Personen, die Insulin spritzen oder Sulfonylharnstoffe/Glinide einnehmen, müssen die medikamentöse Therapie mit der Menge der verzehrten Kohlenhydrate abstimmen. Diese Tabletten bzw. das gespritzte Insulin senken den Blutzucker. Falls nicht zeitnah Kohlenhydrate gegessen werden, kann es zu einer Unterzuckerung kommen. Um die Höhe des erwarteten Blutzuckerwertes abschätzen zu können, braucht man Informationen über den Kohlenhydratgehalt der Lebensmittel. Dafür werden kohlenhydrathaltige Lebensmittel in BE (Berechnungseinheit, früher: Broteinheit) eingeteilt. Der sachkundige Umgang mit BEs ist wichtig, um die Insulindosierung zuverlässig vornehmen zu können.

Zu den kohlenhydrathaltigen Lebensmitteln gehören
- stärkehaltige Lebensmittel (z.B. Getreideprodukte, Reis, Kartoffeln)
- Obst (z.B. Äpfel, Bananen, Erdbeeren, Trauben, Zwetschgen)
- milchzuckerhaltige Lebensmittel (z.B. Trinkmilch, Joghurt)
- Zucker (z.B. Traubenzucker, Fruchtzucker)
- Lebensmittel, die verschiedene Kohlenhydrate enthalten (z.B. Apfelkuchen, Marmelade-Brot, Kekse).

Eine BE entspricht 10-12 g Kohlenhydraten. Unterschiedlich große Anteile von Wasser, Fett, Eiweiß und Kohlenhydraten bestimmen das Gesamtgewicht eines Lebensmittels. Daher ist die Grammzahl, die einer BE entspricht, bei den Lebensmitteln verschieden.

Eine BE entspricht z.B.:

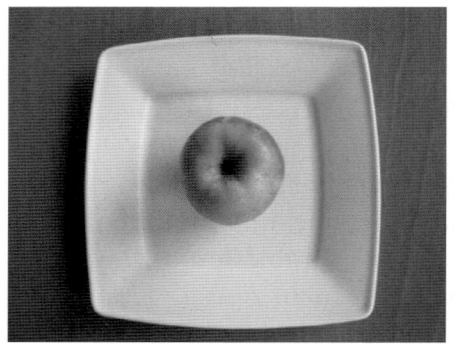

Abbildung 29:
1 kleiner Apfel (100 g)

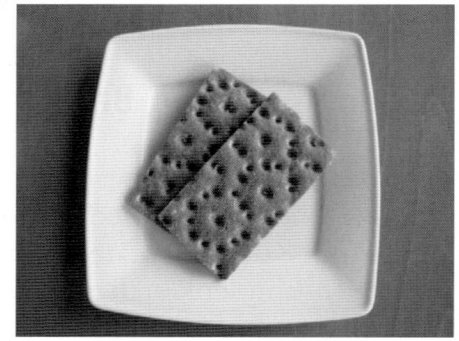

Abbildung 32:
2 Scheiben Knäckebrot

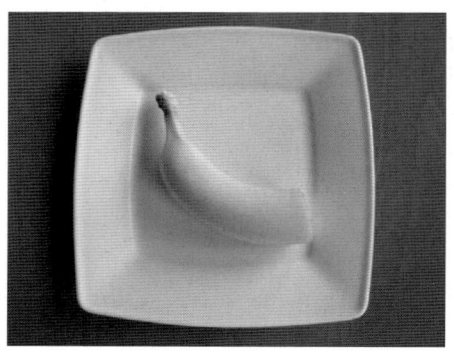

Abbildung 30:
½ Banane (60 g)

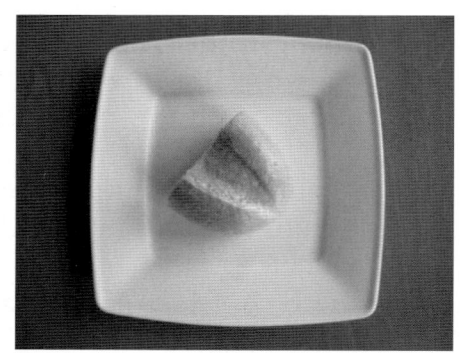

Abbildung 33:
½ Brötchen (25 g)

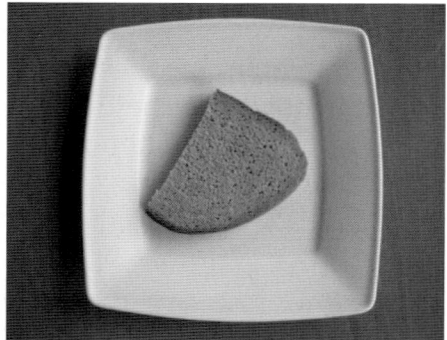

Abbildung 31:
1 kleine Scheibe Brot (25 g)

Weitere Lebensmittel, die einer BE entsprechen:

2 kleine Kartoffeln (80 g)
2 gehäufte Esslöffel Reis (45 g)
2 Kroketten (40 g)
¼ l Milch
250 g Naturjoghurt
100 ml Apfelsaft

Beispiel:
Besteht ein Frühstück aus 1 kleinen Scheibe Brot mit Schinken, 1 kleinen Apfel und einem ¼ Liter Milch, dann sind das zusammen 3 BE.

Angaben für weitere Lebensmittel finden Sie in einer BE- oder Nährwerttabelle (siehe Literatur im Anhang). Die Gramm-Angaben der BE-Tabellen sind Orientierungshilfen und dienen der Schulung des Augenmaßes.

BE-Berechnung von Fertigprodukten und Rezepten

Zur Berechnung von Fertigprodukten und Süßigkeiten können die Kohlenhydratangaben auf der Packung in BE umgerechnet werden. Die Kohlenhydratangaben beziehen sich auf 100 g/100 ml des Lebensmittels, können aber auch für die fertige Portion oder den Packungsinhalt angegeben sein. Aus den Kohlenhydratangaben lassen sich dann die BE nach folgendem Schema errechnen:

Kohlenhydrate (für eine Portion) **geteilt durch 12 = x BE**

Beispiel:
1 Becher (200 g) Fruchtjoghurt – **Nährwertanalyse** auf dem Becher:
100 g enthalten durchschnittlich:
93 kcal; 4,1 g Eiweiß; 15,3 g Kohlenhydrate; 1,4 g Fett

Da der Becher 200 g Joghurt enthält, müssen die Kohlenhydrate mit 2 mal genommen werden: 15,3 g **KH x 2 = 30,6 g KH**
Für die Berechnung der BE teilt man durch 12: 30,6 g **KH : 12 = 2,5 BE**

Weitere Beispiele:

Lebensmittel	Kohlenhydrate (KH)	BE
1 kl. Flasche Cola (0,33 l)	36 g	3
1 Hanuta (22,5 g)	12 g	1
1 Nuts (55 g)	35 g	3

119

Zur Berechnung von Rezepten müssen von allen Zutaten die Kohlenhydratmengen bzw. die BE-Mengen (BE-Tabelle) bekannt sein.

Beispiel:
Berechnung eines Sandkuchens mit Hilfe einer BE-Tabelle bzw. Nährwerttabelle

Menge	Zutaten	BE
180 g	Butter	0
180 g	Zucker	15
1 Päckchen	Vanillezucker	1
3	Eier	0
150 g	Stärke	10
60 g	Mehl	4
½ Teelöffel	Backpulver	0
	Insgesamt	**30**

Der gesamte Kuchen hat also 30 BE. Teilt man ihn in 15 gleichgroße Stücke auf, so ergeben sich pro Stück 2 BE.

Bewertung von Süßungsmitteln, Light-Produkten und diätetischen Lebensmitteln

— Süßstoffe enthalten keine Kohlenhydrate und sind kalorienfrei. Zu den Süßstoffen zählen: Cyclamat, Saccharin, Aspartam, Acesulfam K, Thaumatin, Neohesperidin.

— Bei Rezepten und Produkten, die zur Herstellung von Süßspeisen gedacht sind (z.B. Puddingpulver), kann statt Zucker auch Süßstoff benutzt werden, dadurch wird das Produkt kalorienärmer.

— Zuckeraustauschstoffe enthalten andere Kohlenhydrate als Haushaltszucker bei fast gleicher Kalorienzahl. Sie erhöhen den Blutzucker wenig und werden daher nicht in BE gerechnet. Für eine Gewichtsabnahme sind sie aber nicht hilfreich. Zuckeraustauschstoffe sind Fruchtzucker und die Zuckeralkohole Sorbit, Mannit, Isomalt, Maltit, Xylit, Laktit.

— Zuckeraustauschstoffe sind enthalten in Diätprodukten sowie in Produkten, die als „zuckerfrei" deklariert sind.

Achtung! Bei Verzehr von 10 g Zuckeraustauschstoffen und mehr kann es zu Blähungen und Durchfall kommen.

— Zuckerhaltige Süßungsmittel erhöhen den Blutzucker und müssen aus diesem Grund in BE gerechnet werden. Eine Aufnahme von 30-50 g über den Tag verteilt ist möglich.

— Zuckerhaltige Süßungsmittel sind z.B. Haushaltszucker (Saccharose), Kandis, Puderzucker, Traubenzucker, Honig, Rübensirup, Birnendicksaft, Ahornsirup, Glucosesirup.

— Diätetische Lebensmittel (z.B. Diabetiker-Kuchen, Diabetiker-Schokolade, Diabetiker-Eis) sind meistens nicht kalorienreduziert, außerdem sind sie häufig geschmacklich nicht attraktiv. Sie haben kaum einen Nutzen für Menschen mit Diabetes und sind aus diesem Grund nicht empfehlenswert. Diätetische Lebensmittel zur Therapie eines Diabetes mellitus werden ab 2012 im Handel nicht mehr erhältlich sein.

— Light-Produkte enthalten mindestens 30% weniger Fett, Zucker, Alkohol oder Kalorien als ein vergleichbares Produkt. Der Begriff „Light" sagt jedoch nichts über den Gesundheitswert des Lebensmittels oder die Gesamtkalorienmenge aus. Häufig können Light-Produkte auch Kalorienbomben sein. Bei Getränken sind Light-Produkte eine gute Alternative.

Getränke

Alkoholfreie Getränke

Alkoholfreie Getränke werden unterteilt in blutzuckererhöhend und nicht blutzuckererhöhend.

Nicht blutzuckererhöhend, somit **ohne** BE-Anrechnung sind:
– Mineralwasser mit und ohne Kohlensäure
– Kaffee, Tee ohne Milch und Zucker
– Light-Limonaden, Light-Eistee

Blutzuckererhöhend, somit **mit** BE-Anrechnung sind:
– Cola, Limonade, Malzgetränke
– Milch (alle Sorten), Milchmixgetränke
– Buttermilch, Kefir, Trinkjoghurt
– reine Fruchtsäfte, Fruchtsaftgetränke, Fruchtnektar, Saftschorlen, Eistee
– Diät-Fruchtsaftgetränke, Diätnektar, Light-Säfte
– einige Gemüsesäfte, z.B. Möhrensaft
– Kaffeespezialitäten (in Pulverform), z.B. Cappuccino
– alkoholfreies Bier

Stark zuckerhaltige Getränke, z.B. Cola, Limonade, Malzgetränke, Fruchtsaftgetränke, Fruchtnektar lassen den Blutzucker sehr schnell ansteigen. Diese Getränke sind zur Behebung einer Unterzuckerung geeignet.

Die Menge, die einer BE entspricht, entnehmen Sie einer BE-Tabelle oder der Nährwertanalyse.

Alkoholische Getränke

Auch wenn derzeit diskutiert wird, ob der Verzehr alkoholischer Getränke eine gesundheitsförderliche Wirkung hat, bleibt Alkohol ein Genussmittel mit Suchtgefährdung und sollte deshalb nur in

Maßen konsumiert werden. Für Menschen mit Diabetes sind einige Punkte besonders beachtenswert:

- Alle alkoholischen Getränke sind kalorienreich. Häufiger Genuss behindert eine gewünschte Gewichtsabnahme.
- Bei Personen, die Insulin spritzen oder Sulfonylharnstoffe einnehmen, können alkoholische Getränke zu einer Unterzuckerung führen, denn Alkohol blockiert die Bereitstellung des körpereigenen, gespeicherten Zuckers aus der Leber. Sie sollten daher maximal zwei Gläser eines alkoholisches Getränkes (übliche Menge) zum oder nach dem Essen trinken.

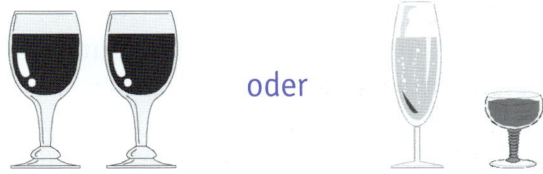

Wichtig!!! Für alkoholische Getränke kein Insulin spritzen.

- Alkohol kann eine diabetische Neuropathie verschlimmern.
- Einigen Menschen mit Diabetes ist ganz vom Alkoholgenuss abzuraten, z.B. Personen mit einer chronischen Bauchspeicheldrüsenentzündung, einer Nervenschädigung (Neuropathie) oder häufigen Unterzuckerungen.
- Auftretende Unterzuckerungserscheinungen sind für den Laien schwer von Trunkenheit zu unterscheiden und werden unter Umständen fehlgedeutet. Dies kann rasche medizinische Hilfe gefährden.

Zusammenfassung des Kapitels „Essen und Trinken mit Diabetes"

- Eine spezielle Diabetes-Diät oder spezielle Diabetikerprodukte sind nicht notwendig. Menschen mit Diabetes sollten eine gesunde und abwechslungsreiche Mischkost verzehren.
- Wenn man abnehmen möchte, ist das Einsparen von Fett und Zucker (auch in versteckter Form) die effektivste Methode.

- Wasser- und ballaststoffreiche Lebensmittel wie Gemüse, Obst und Getreideprodukte sollten bevorzugt werden.
- Verwenden Sie statt Zucker Süßstoffe. Sie enthalten keine Kalorien und erhöhen den Blutzucker nicht. Zuckeraustauschstoffe haben fast genauso viele Kalorien wie Zucker, sind aber weitgehend blutzuckerneutral.
- Alkoholische Getränke sollten nur in kleinen Mengen genossen werden. Sie haben nicht nur Einfluss auf den Blutzucker, sondern enthalten auch viele Kalorien und können zu körperlichen Schäden sowie Sucht führen. Alkohol verstärkt die Hypoglykämie-Gefährdung.
- Die Zutatenliste der abgepackten Lebensmittel gibt Aufschluss über die Mengenanteile der verwendeten Zutaten.
- Nährwertanalysen informieren unter anderem über den Fett-, Kohlenhydrat- und Kaloriengehalt eines Lebensmittels.
- Bewegung unterstützt die Gewichtsabnahme und verbessert die Insulinwirkung.

3. Sport und Bewegung

Bei Menschen mit einem Diabetes Typ 1 hat regelmäßige körperliche Aktivität die gleichen positiven Wirkungen wie bei Menschen ohne Diabetes, jedoch keinen zusätzlichen therapeutischen Nutzen. Bei einigen Betroffenen sind besondere Vorsichtsmaßnahmen erforderlich.

Für Menschen mit einem Diabetes Typ 2 stellt regelmäßige körperliche Aktivität ein sehr wirksames Mittel zur langfristigen Behandlung dar. Durch ausreichend Bewegung können das Risiko für Folgekrankheiten verringert sowie die Lebenserwartung und die Lebensqualität gesteigert werden. Bei Menschen mit einem Diabetes Typ 2 wird bei regelmäßiger körperlicher Aktivität außerdem die Insulinempfindlichkeit der Muskulatur verbessert. Die erforderliche Insulinmenge sinkt, zugleich nimmt der Appetit ab. Auch dadurch wird die Gewichtsabnahme begünstigt.

> **Positive Wirkungen von Bewegung auf Menschen mit Diabetes:**
>
> - Die Blutzuckerwerte werden durch bessere Insulinempfindlichkeit gesenkt.
> - Die körperliche und geistige Leistungsfähigkeit nimmt zu.
> - Das Wohlbefinden steigt.
> - Die Durchblutung wird verbessert.
> - Eine Gewichtsabnahme – falls gewünscht – kann unterstützt werden.
> - Erhöhte Blutdruck- und Blutfettwerte können leichter normalisiert werden.
> - Kontakte und Geselligkeit können gefördert werden.

Wirkung von Sport und Bewegung auf den Stoffwechsel

Bei körperlicher Aktivität (Sport, aber auch Berufs-, Haus- oder Gartenarbeit) werden große Muskelgruppen unseres Körpers beansprucht. Damit diese arbeiten können, brauchen sie Energie. Der

Körper stellt diese Energie in Form von Zucker (Glukose) zur Verfügung, der aus der Nahrung gewonnen wird. Ist nicht ausreichend Zucker in der Blutbahn, wird er aus den Depots in Muskeln oder Leber bereitgestellt. Er wird zu den Muskelzellen transportiert, dort verbrannt und in körperliche Aktivität umgesetzt. Hierfür wird Insulin benötigt.

Durch körperliche Bewegung sinkt also der Blutzucker. Bei längeren Aktivitäten über eine Stunde bleibt der Blutzucker sogar nach deren Beendigung erniedrigt, da die Kohlenhydratvorräte in Muskulatur und Leber durch Zucker aus dem Blut aufgefüllt werden müssen. Eine durchtrainierte Muskulatur verfügt zudem über einen größeren Glykogenvorrat (Reservezucker) als eine nicht durchtrainierte.

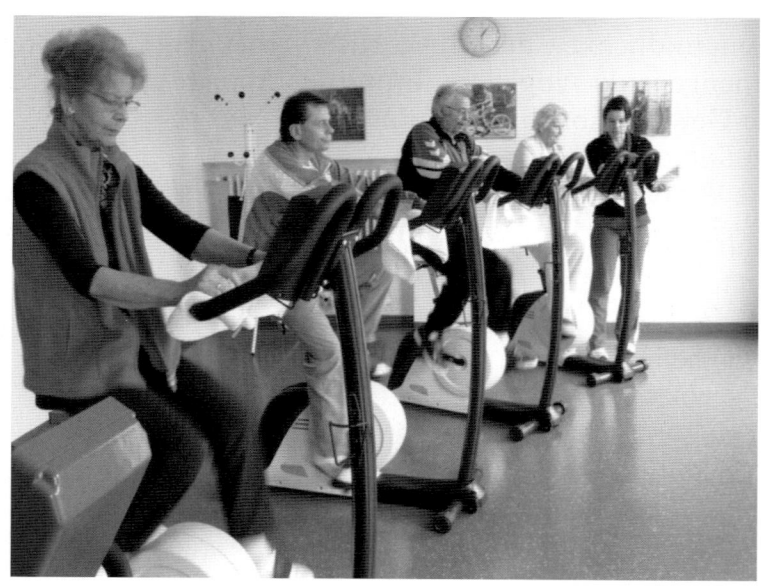

Abbildung 34:
Regelmäßige körperliche Bewegung tut dem Diabetes gut.

Welche Sportarten sind geeignet?

Grundsätzlich gibt es keine „falschen" oder „richtigen" Sportarten. Bei untrainierten oder übergewichtigen Personen ist jedoch ein sanfter Einstieg und eine Schonung der Gelenke zu empfehlen. Vermeiden Sie zumindest zu Beginn Bewegungen, die mit Sprüngen oder schnellen Richtungswechseln verbunden sind.

Besonders günstig zur Beeinflussung des Diabetes sind Ausdauersportarten wie Wandern, Walking, Laufen, Schwimmen, Radfahren, Skilanglauf, Tanzen, aber auch Mannschaftsspiele oder Fitnessprogramme. Selbst gegen das Ausüben von Leistungssport bestehen keine Bedenken, wenn dabei eine gute Behandlung des Diabetes gelingt. Es gibt sogar Olympiasieger und Weltmeister mit Diabetes.

Vielleicht finden Sie jemanden aus dem Familien- oder Freundeskreis, der mitmachen möchte. Oft macht Bewegung in der Gruppe oder im Verein mehr Freude und gemeinsam lässt sich der „innere Schweinehund" leichter bekämpfen.

Bei Unsicherheit, was man sich zutrauen darf, gibt es die Möglichkeit, am „Reha-Sport" oder „Diabetes-Sportgruppen" teilzunehmen. Vor dem Beginn steht eine ärztliche Untersuchung, die mögliche gesundheitliche Risiken abklärt. Ein erfahrener Trainer leitet die Gruppen an und kann Tipps und Empfehlungen geben. Eventuell gibt es hier finanzielle Zuschüsse von der Krankenkasse oder der Rentenversicherung.

Bewegung fängt im Alltag an

Wie wir heute aus zahlreichen wissenschaftlichen Untersuchungen wissen, haben nicht nur größere sportliche Aktivitäten einen günstigen Effekt auf die Stoffwechselsituation, sondern auch regelmäßige Alltagsbewegung. Jeder Schritt zählt!

Wenn Sie etwas überlegen, fallen Ihnen sicherlich einige Punkte ein, wie Sie Ihren Alltag aktiver gestalten können. Beispiele sind:

– Treppen steigen statt Aufzug fahren
– regelmäßiges Spazierengehen
– mit dem Hund rausgehen
– mit dem Fahrrad fahren oder zu Fuß gehen statt Auto, Bus oder Bahn zu benutzen
– auch Hausarbeit wie Fensterputzen und Staubsaugen oder Gartenarbeit sind körperliche Betätigungen.

Bei welcher Tätigkeit verbrennt man wie viel Kalorien/Energie?

Tabelle 5:
Kalorienverbrauch bei unterschiedlichen Aktivitäten

Tätigkeit	Kalorienverbrauch je 15 Minuten
vor dem Computer/Fernseher sitzen	ca. 30 kcal
Kochen	ca. 45 kcal
Kegeln	ca. 50 kcal
Schnelles Spazierengehen	ca. 55 kcal
Putzen	ca. 75 kcal
Volleyball	ca. 110 kcal
Tanzen	ca. 110 kcal
Gymnastik	ca. 115 kcal
Schwimmen	ca. 130 kcal
Joggen	ca. 140 kcal
Skilanglauf	ca. 140 kcal
Tennis	ca. 140 kcal
Rad fahren	ca. 150 kcal
Treppe hochsteigen	ca. 150 kcal

Was ist beim Sport zu beachten?

– Die Bekleidung sollte locker und bequem sein. Besonders günstig sind atmungsaktive Materialien.

128

– Beim Wandern werden feste, aber keine schweren Schuhe, mit griffiger Sohle benötigt. Beim Jogging sind spezielle Laufschuhe empfehlenswert. Im Schwimmbad ist es sinnvoll, Badeschuhe zu tragen.

– Zwei Stunden vor dem Sport sollte man keine große, vor allem keine fettreiche Mahlzeit einnehmen. Essen Sie lieber einen kohlenhydratreichen Snack wie beispielsweise eine Banane, ein Brot oder Müsli. Wenn Sie eine längere Aktivität planen (Radtour, Wanderausflug etc.), nehmen Sie sich eine gesunde Zwischenmahlzeit mit.

– Der aktuelle Blutzuckerwert sollte vor Aufnahme einer körperlichen Anstrengung nicht unter 120 bzw. über 250 mg/dl liegen. Es kann sonst zu einer Stoffwechselentgleisung durch einen zu niedrigen bzw. zu hohen Blutzucker kommen.

– Vor stärkeren Aktivitäten sollten Sie sich vorher warm machen bzw. es langsam angehen lassen, genauso sollten Sie sich hinterher etwas Zeit zum Abkühlen nehmen.

– Machen Sie bei längerer Aktivität zwischenzeitlich kleine Pausen, in denen Sie ausreichend Flüssigkeit (Wasser, Saftschorle) trinken.

– Bei Zeichen einer auftretenden Überbelastung muss die Belastung verringert werden. Sollten die Anzeichen nicht verschwinden, brechen Sie die Aktivität ab. Bei wiederholtem Auftreten sollten Sie mit Ihrem Arzt sprechen.

– Vermeiden Sie nach dem Sport Alkohol in größeren Mengen und fettreiche Mahlzeiten.

– Gerade in der Anfangszeit ist es schwer, dabeizubleiben. Hilfreich ist es, wenn Sie sich feste Termine setzen, sich mit anderen zum Sport verabreden, sich die Vorteile von Sport vor Augen halten und Barrieren so gering wie möglich halten (kein Zwischenstopp zu Hause auf dem Sofa, keine langen Anfahrwege, Sporttasche immer gepackt im Auto haben etc.).

– Neueinsteiger sollten sich erst an die neue Aktivität gewöhnen und dann langsam die Intensität steigern. Beim Laufen, Walken oder Schwimmen ist es beispielsweise sinnvoll, mit einer Belastung von zehn Minuten zu beginnen und schrittweise auf eine Dauerbelastung von 30 Minuten zu steigern. Beim Radfahren kann auch weiter auf eine Dauerbelastung bis zu 90 Minuten gesteigert werden.

Besondere Regeln gelten für Personen, die Sulfonylharnstoffe oder Insulin nehmen. Bitte lesen Sie dazu den entsprechenden Abschnitt in diesem Kapitel!

Empfehlungen für die richtige Belastung

Intensität: niedrig bis mittel
Dauer: 30-45 Minuten (in Abschnitten von je 5-10 Minuten)
Häufigkeit: mindestens dreimal in der Woche, um einen günstigen
             Effekt auf den Stoffwechsel zu erzielen

Ihr Motto sollte lauten:
Mäßig, aber regelmäßig und vor allem mit Freude an der Bewegung!

Wie können Sie die Belastungsintensität kontrollieren?

Die Belastungskontrolle erfolgt durch eine Pulsmessung, die entweder am Handgelenk oder an der Halsschlagader durchgeführt werden kann. Die Pulsschläge können über 15 Sekunden gezählt und dann mit 4 multipliziert werden.

Pulsmessung am Handgelenk:
Zeige- und Mittelfinger der linken Hand mit wenig Druck an die Daumenseite des rechten Handgelenks auflegen und den Puls tasten.

Pulsmessung an der Halsschlagader:
Zeige- und Mittelfinger der linken Hand mit wenig Druck unterhalb des Kieferwinkels auflegen und den Puls tasten.

Ruhepuls:

Der Ruhepuls wird z.B. morgens vor dem Aufstehen gemessen. Der Ruhepuls beträgt ca. 60-90 Schläge pro Minute.

Belastungspuls:

Der Belastungspuls wird unmittelbar nach dem Sport oder nach der körperlichen Aktivität gemessen. Er sollte höchstens 180 minus Lebensalter betragen. Beispiel: Bei einem 50-jährigen Menschen ergibt sich ein Belastungspuls von 130 (180-50).

Durch die Einnahme bestimmter Medikamente kann der Puls verändert werden. Betablocker senken beispielsweise sowohl den Ruhe- als auch den Belastungspuls.

> **Symptome einer Überbelastung:**
> • deutlich überschrittene Pulszahl
> • unruhiger Atemrhythmus
> • starke Schweißausbrüche
> • Schwindelgefühle
> • muskuläre Ermüdung und Muskelschmerzen
> • Schmerzen im Brustkorb

Als gutes praktisches Maß für die Einschätzung der körperlichen Belastung gilt: Solange man sich mühelos unterhalten kann, hat man seine Belastungsgrenzen noch nicht überschritten.

Diabetische Folgeerkrankungen und körperliche Aktivität

Für die meisten Menschen mit Diabetes ist körperliche Bewegung genauso gesund wie für Menschen ohne Diabetes. Da aber unter körperlicher Belastung Komplikationen bei diabetischen Folge- und Begleiterkrankungen auftreten können, ist bei Menschen mit Diabetes vor Aufnahme einer sportlichen Aktivität eine Vorsorgeuntersuchung beim Arzt sinnvoll. Ein Belastungs-EKG kann beispielsweise Auskunft über mögliche Durchblutungsstörungen des Herzens oder erhöhten Blutdruck unter Belastung geben. Auch eine Untersuchung der Füße ist wichtig, weil es durch eine herabgesetzte Schmerzwahrnehmung oder durch eine arterielle Durchblutungsstörung der Beine leicht zu Verletzungen kommen kann, die nur schwer abheilen. Diese Untersuchungen sind in regelmäßigen sinnvollen Abständen zu wiederholen.

Unter folgenden Bedingungen ist sportliche Betätigung mit besonderen Risiken verknüpft:
– Netzhauterkrankungen der Augen mit erhöhter Blutungsbereitschaft,
– fortgeschrittene diabetische Nierenkrankheit,
– fortgeschrittene arterielle Durchblutungsstörungen, z.B. Einengungen der Herzkranzgefäße mit einem erhöhten Herzinfarktrisiko, Einengungen der Halsschlagadern mit einem erhöhten Schlaganfallrisiko,
– diabetische Nervenerkrankung (Neuropathie), z.B. am Herzen mit dadurch bedingter verminderter Belastbarkeit des Herzens
– diabetische Fußprobleme, z.B. Fußdeformitäten, verminderte Schmerzwahrnehmung, Geschwüre oder Entzündungen. Achten Sie auf angemessenes Schuhwerk!
– Verminderte Wahrnehmung von Unterzuckerungszuständen,
– nicht ausreichend behandelte Blutdruckwerte.

> **Vor Neuaufnahme einer sportlichen Tätigkeit ist eine gründliche ärztliche Untersuchung ratsam!**

Wann sollte keine anstrengende körperliche Aktivität durchgeführt werden?

Es gibt bestimmte Situationen, in denen keine körperliche Aktivität durchgeführt werden sollte, weil es zu gesundheitlichen Beeinträchtigungen kommen kann:

- akute Erkrankungen mit Fieber
  (z.B. Erkältung, Lungenentzündung),
- Blutzuckerwerte über 250 mg/dl und/oder Ketonkörper
  im Urin. Gefahr der Stoffwechselentgleisung!
- Kreislaufprobleme, um eine mögliche Überlastung
  des Herz-Kreislaufsystems zu vermeiden,
- blutungsgefährdete Retinopathie,
- diabetisches Fußsyndrom,
- Hypoglykämiegefahr.

Was muss bei der Gabe von Insulin, Sulfonylharnstoffen oder Gliniden beachtet werden? (Bei allen anderen Diabetes-Medikamenten besteht keine Unterzuckerungsgefahr.)

Unter der medikamentösen Behandlung mit Insulin, Sulfonylharnstoffen oder Gliniden kann es bei körperlicher Belastung zu Unterzuckerungen kommen. Das kann durch die zusätzliche Zufuhr von Kohlenhydraten und/oder durch eine Reduzierung der Medikamentendosis verhindert werden. Da der Blutzucker senkende Effekt über die Dauer einer längeren körperlichen Betätigung hinaus anhält, müssen die Medikamente eventuell auch später noch reduziert werden.

Falls ungeplante körperliche Anstrengungen anstehen, ist es gegebenenfalls sinnvoll, bei Werten unter 120 mg/dl bereits Sport-BEs zu sich zu nehmen. Bei einem einstündigen Sporteinsatz mit mittlerer Belastung werden 2 bis 3 BEs benötigt. Mit Sulfonylharnstoffen oder Insulin behandelte Diabetiker müssen unbedingt bei jeder sportlichen Aktivität eine größere Traubenzucker-Notration („Sport-BE", ggfs. auch langsam wirksame Kohlenhydrate) mit sich führen. Vor, während und nach der sportlichen Aktivität sollte gegebenenfalls der Blutzucker gemessen werden.

Bei Unsicherheiten ist die Teilnahme an einer speziellen Schulung (z.B. DisKo®) sinnvoll. Dort werden Informationen zur Wirkung von Bewegung auf den Stoffwechsel gegeben und es wird vermittelt, wie man sich vor Stoffwechselentgleisungen schützen kann.

Was sollten Personen, die Insulin spritzen, beachten?

1. Vor Beginn der körperlichen Tätigkeit:

– Messen Sie vor Beginn der Aktivität Ihren Blutzucker.
Bei Werten unter 100 mg/dl und über 250 mg/dl zuerst den Blutzucker ausgleichen. Niedrige Blutzuckerwerte können durch zusätzliche BE angehoben, hohe Blutzuckerwerte durch eine zusätzliche Injektion eines kurzwirksamen Insulins gesenkt werden.

– Sorgen Sie für ausreichend Energie während der Bewegung.
Faustregel: Pro 30 Minuten mittlerer Aktivität 1 BE essen.

– Schnell wirkende Kohlenhydrate wie Obst, Saft oder Traubenzucker sind bei kurzzeitigen Belastungen am besten geeignet. Bei länger andauernder körperlicher Aktivität sind langsam wirkende Kohlenhydrate wie belegte Brote, Müsliriegel oder Ähnliches vorzuziehen.

– Nehmen Sie immer einen ausreichenden Vorrat an schnell wirksamen BE (z.B. Cola, Saft, Traubenzucker) mit.

2. Während der körperlichen Tätigkeit:

– Bei länger andauernder Bewegung sollten Sie in den Pausen Blutzuckerkontrollen durchführen. Wenn der Wert niedrig ist und/oder Sie weiter aktiv sein möchten, sollten Sie eventuell zusätzliche BE essen.

3. Nach Beendigung der körperlichen Betätigung:

– Testen Sie Ihren Blutzucker.
Die blutzuckersenkende Wirkung der Bewegung kann auch noch Stunden nach deren Beendigung anhalten, da die Glykogenspeicher in Muskulatur und Leber wieder aufgefüllt werden müssen.

Es ist daher sinnvoll, je nach Blutzuckerwert zusätzliche BE zu essen bzw. die Insulindosis zu reduzieren.

– Nach dem Sport sollten Sie Alkohol in größeren Mengen vermeiden.
  Alkohol bremst die Glucose-Neubildung in der Leber und führt dadurch zu Unterzuckerungen.

– Kontrollieren Sie vor dem Schlafengehen Ihren Blutzucker!
  Bei Langzeitaktivitäten oder Zweifeln über die weitere Entwicklung des Blutzuckerwerts kann es zudem sinnvoll sein, den Blutzucker um 3 Uhr nachts noch einmal zu messen.

4. Vorher absehbare Belastung:

Wenn die körperliche Aktivität vorher absehbar ist, sollte die Insulindosis darauf abgestimmt werden. Hierbei unterscheiden wir kurz dauernde Belastungen (z.B. halbe Stunde Schwimmen oder Radfahren, Gymnastikstunde) und lang dauernde (z.B. Tageswanderung, längere Radtour, einen Vormittag Gartenarbeit oder Hausputz, körperlich anstrengende Berufsarbeit).

Konventionelle Insulintherapie (zweimal täglich Mischinsulin):

Verringerung der Insulindosis vor und ggf. nach der körperlichen Aktivität um 20% bis 50%, wenn es sich um lang andauernde Belastungen handelt. Oft müssen trotzdem zusätzlich BE gegessen werden, um eine Unterzuckerung zu vermeiden.
Bei kurz andauernden Aktivitäten sollten Sie nicht das Insulin reduzieren, sondern zusätzliche BE essen.

Intensivierte Insulintherapie:

Bei kurz andauernden körperlichen Aktivitäten, die nach einer Mahlzeit stattfinden, sollten Sie das kurzwirksame Insulin um 30%

bis 50% reduzieren. Wenn die Aktivität deutlich später stattfindet, sollten Sie nicht die Insulindosis reduzieren, sondern zusätzliche BE essen. Eventuell muss die nachfolgend gespritzte Normalinsulindosis oder auch das Verzögerungsinsulin am Abend reduziert werden.

Bei Langzeitaktivitäten (von mehreren Stunden Dauer) sollten sowohl das Verzögerungsinsulin morgens und abends als auch das kurzwirksame Insulin zu den Mahlzeiten um ca. 30% bis 50% gesenkt werden. Zusätzliche Kohlenhydrate sind meistens trotzdem erforderlich.

Jeder reagiert auf körperliche Belastungen unterschiedlich, so dass es keine allgemeingültigen Regeln gibt. Die eigene Erfahrung ist am wichtigsten! Hilfreich ist eine sorgfältige Dokumentation in einem Diabetes-Tagebuch.

4. Seelische Probleme bei Menschen mit Diabetes

Wer an Diabetes erkrankt ist, sieht sich oft einer Menge seelischer und sozialer Belastungen ausgesetzt. Es ist hilfreich zu wissen, dass sie zum Leben mit einer chronischen Erkrankung gehören und dass man lernen kann, mit ihnen umzugehen und zu leben. Letztlich muss jeder einen eigenen Umgang mit der Erkrankung entwickeln, allgemein verbindliche Regeln zum Umgang mit dem Diabetes gibt es nicht.

Seelische Probleme in Zusammenhang mit dem Diabetes sind nicht bei jedem Betroffenen und nicht mit gleich bleibender Intensität vorhanden, sondern betreffen die einzelnen Menschen unterschiedlich stark und können sich in bestimmten Lebensphasen verstärken oder auch abschwächen. Kritische Phasen sind beispielsweise die Entdeckung des Diabetes oder das Auftreten von Folgekrankheiten, bedeutsame Lebensereignisse wie berufliche Veränderungen oder der Verlust nahe stehender Personen.

Im Folgenden sollen häufig auftretende seelische Probleme im Zusammenhang mit dem Diabetes besprochen und Möglichkeiten aufgezeigt werden, mit ihnen umzugehen.

Psychische Probleme von Menschen mit Diabetes mellitus
- Fehlende Heilungsmöglichkeit: Diabetes lebenslänglich ohne Erholungspause
- Angst vor akuten Ereignissen (Unterzuckerung, Ketoazidose)
- Anpassung des Lebens an den Diabetes (Einschränkung von Handlungsmöglichkeiten, Zeitaufwand durch Selbstkontrollen und Untersuchungen beim Arzt etc.)
- Soziale Belastungen (Reaktionen anderer Menschen auf Diabetes: Partner, Familie, Kollegen, Vorgesetzte, Freunde)

- Angst vor Abhängigkeit, Kontrollverlust und Kritik
- Ängste bezüglich der Erkrankung: Folgekrankheiten, vorzeitiger Tod
- Ängste bezüglich der Lebensplanung: Beruf, Familie, Hobbies
- Angst vor Diskriminierungen (bei Hypoglykämien, ungerechtfertigter Drogenverdacht, Straßenverkehr)

Fehlende Heilungsmöglichkeit der chronischen Erkrankung Diabetes

Den meisten Menschen mit Diabetes wird bald klar, nachdem sie die Diagnose erfahren haben, dass die Krankheit nicht wieder verschwindet und dass sie fortan das Leben begleiten wird. Es ist nicht ungewöhnlich, dass die Betroffenen mit ihrem Schicksal hadern und sehr traurig werden. Eine solche Reaktion ist normal und zunächst nicht als krankhaft zu werten. Auch kommt es im Leben eines chronisch Kranken immer wieder einmal vor, dass einem alles zu viel wird und man keine Lust mehr auf die Diabetes-Behandlung hat.

Eine über viele Monate oder mehrere Jahre andauernde Trauerreaktion kann aber die Lebensqualität, die Diabetesbehandlung, die körperliche und geistige Leistungsfähigkeit erheblich beeinträchtigen und bedarf dann ärztlicher oder psychologischer Behandlung.

Angst vor akuten Ereignissen

Vor allem insulinbehandelte Diabetiker berichten, Angst vor akuten Stoffwechselentgleisungen (Ketoazidosen, schwere Unterzuckerungen) zu haben. Die Angst vor dem Eintreten katastrophaler Ereignisse ist normal und sogar förderlich. Sie kann den Betroffenen dabei behilflich sein, auf Körpersignale zu achten, regelmäßig Selbstkontrollen und Vorsorge zu betreiben und rechtzeitig auf eine drohende Entgleisung zu reagieren. Die Angst hat in diesen Fällen eine Schutzwirkung und trägt dazu bei, dass man sich selbstfürsorglich verhält.

Sobald die Angst vor akuten Ereignissen aber dazu führt, nicht mehr in gewohntem Umfang am normalen Leben teilzunehmen, beispielsweise nicht mehr zu verreisen, nicht mehr alleine auszugehen oder sich aus dem Freundeskreis zurückzuziehen, obwohl es hierfür keine zwingenden Gründe gibt, sollte eine psychologische Behandlung angestrebt werden.

Anpassung des Lebens an den Diabetes

Leben mit Diabetes heißt, mehr oder weniger ausgeprägte Anpassungen des bisherigen Lebensstils an die Krankheit vornehmen zu müssen. Insbesondere Veränderungen im Zusammenhang mit einer diabetesgerechten Ernährung bedeuten oft einen Abschied von liebgewordenen Gewohnheiten und lösen Trauer und Schmerz, nicht selten auch Aufbegehren gegen die Krankheit und ihre Anforderungen aus. Leben mit Diabetes führt aber auch dazu, in manchen Situationen nicht spontan handeln zu können, sondern unter Umständen erst eine Selbstkontrolle machen zu müssen, ein paar BE zu essen oder Insulin zu spritzen. Diabetes bedeutet schließlich auch einen zusätzlichen Zeitaufwand.

Der Diabetes bewirkt weitere Veränderungen im Alltagsleben: Der Betroffene muss teilweise schmerzhafte medizinische Kontrollen selbst durchführen oder von anderen (z.B. Ärzten) durchführen lassen und er muss sich ständig geistig mit seiner Erkrankung und ihrer Behandlung auseinandersetzen. Vor allem zu Beginn der Erkrankung kann es vorkommen, dass sich die Betroffenen von den vielen Anforderungen, die neu an sie gestellt werden und die sie tagtäglich beachten müssen, massiv überfordert fühlen.

Das Leben kann durch den Diabetes erhebliche Veränderungen erfahren, die für manchen nur schwer zu akzeptieren und umzusetzen sind. Oft kann der Austausch mit anderen Betroffenen, z.B. in Selbsthilfegruppen, entlastend wirken.

Soziale Belastungen

Diabetes betrifft nicht nur den Erkrankten selbst, sondern immer auch sein persönliches Umfeld. Es besteht je nach Lebenssituation aus Partner/in, Familie, Kollegen, Vorgesetzten, Freunden, anderen sozialen Bezugsgruppen (z.B. Sportverein), medizinischem Personal. Die Auseinandersetzung mit der Krankheit eines anderen Menschen kann sich in vielen Verhaltensweisen zeigen: Sorge um dessen Gesundheit, Angebot von Hilfe und Unterstützung, Angst und Rückzug, Bevormundung, Zurechtweisung, Ablehnung wegen befürchteter Probleme für die eigene Situation.

Wichtig ist es, sich bewusst zu machen, dass die eigene Erkrankung für die Menschen im näheren Umfeld immer irgendeine Bedeutung hat und sie damit umgehen müssen. Informationsmangel führt zu Unsicherheit im Umgang mit den Betroffenen, kann aber auch Ängste auslösen (z.B. Angst vor Ansteckung). Es ist daher hilfreich, mit diesen Menschen über die Erkrankung ins Gespräch zu kommen. Dabei kann man Informationen über die Krankheit und ihre Behandlung geben, darüber sprechen, was sie einem bedeutet und auch, ob man sich durch sie eingeschränkt oder belastet fühlt. Damit wird dem anderen ein offenerer und unbefangenerer Umgang mit an Diabetes erkrankten Menschen möglich. Natürlich kann es manchmal vorteilhaft oder auch gewünscht sein, den Diabetes nicht zum Thema zu machen. Jeder sollte selber entscheiden, inwieweit und mit wem er über seine Krankheit sprechen möchte.

Angst vor Abhängigkeit, Kontrollverlust und Kritik

Menschen mit Diabetes sind nicht mehr so unabhängig wie zuvor. Das Diabetes-Tagebuch eines Betroffenen verschafft anderen Menschen Einblick in Lebensbereiche, die er vielleicht lieber für sich behalten möchte. Im Gespräch mit Behandlern geraten Menschen mit Diabetes daher leicht in eine Lage, in der sie sich kontrolliert oder kritisiert fühlen und meinen, ihre Unabhängigkeit verteidigen oder sich rechtfertigen zu müssen. Im Bemühen um eine möglichst gute Blutzuckereinstellung werden sie zum Beispiel gefragt, was passiert ist, als der Zucker angestiegen oder abgefallen ist. Ein Festtagsmenü oder ein feuchtfröhlicher Kegelabend, die Radtour oder eine seelische Belastungssituation hinterlassen ihre Spuren im Blutzuckerverlauf. Die Betroffenen deuten eine Frage nach den Ursachen dann als Eindringen in ihren Intimbereich oder als Vorwurf persönlichen Versagens, weil sie in der Diabetiker-Schulung vermittelt bekamen, dass sie selbst in der Lage sind, den Blutzucker im Normbereich zu halten. Der Wunsch, seinen Intimbereich zu verteidigen und sich nicht zu rechtfertigen, mag dazu führen, dass manche Betroffenen falsche Eintragungen machen oder Arztbesuche vermeiden.

Eine offene und vertrauensvolle Beziehung zwischen Betroffenen und Behandlern ist eine entscheidende Voraussetzung für eine erfolgreiche Diabetes-Therapie. Ein respektvoller, wertschätzender und verständnisvoller Umgang des Arztes oder des Diabetes-Beraters mit dem Betroffenen kann dazu beitragen, dass sich ein Vertrauensverhältnis herausbildet, in welchem man sich öffnen und gemeinsam nach guten Lösungen suchen kann. Fühlen Sie sich in der Beziehung zu Ihren Behandlern unwohl, sollten Sie dies ansprechen.

Ängste bezüglich der Erkrankung (Folgekrankheiten, Tod)

Die Diagnose „Diabetes" weckt Ängste und Befürchtungen bezüglich möglicher gesundheitlicher Probleme. Viele Menschen mit Diabetes kennen die Krankheit und ihre Spätfolgen aus der eigenen Familie oder aus dem Bekanntenkreis. Die Ängste sind nicht grundlos: Zahlreiche Betroffene bekommen Folgekrankheiten und die Lebenserwartung kann durch den Diabetes verkürzt werden. Eine gute Diabetes-Behandlung, niedrige Blutdruckwerte, ein der Krankheit angemessener Lebensstil, regelmäßige Vorsorgeuntersuchungen und die rechtzeitige Behandlung von Folgekrankheiten können aber das Risiko ernsthafter Spätschäden erheblich vermindern und damit auch Ängste mildern. Auch hier gilt: Die Angst hat ihre guten Seiten, wenn sie den Betroffenen vor Fahrlässigkeit und Sorglosigkeit bewahrt. Wenn sie hingegen zu einem quälenden Dauerzustand wird, sollte man eine Behandlung erwägen.

Ängste bezüglich der Lebensplanung (Beruf, Familie, Hobbies)

Die Diagnose löst bei vielen Betroffenen noch andere Sorgen aus. Sie beziehen sich auf berufliche Fragen: Kann ich meinen Beruf weiter ausüben? Was wird mein Chef sagen? Werden der Diabetes oder Folgekrankheiten zu einer frühzeitigen Berentung führen? Oft sind damit auch Sorgen um die zukünftige finanzielle Situation verbunden. Inwieweit diese Sorgen berechtigt sind und zu welchen Konsequenzen sie führen, sollte man frühzeitig mit kompetenten Ansprechpartnern, z.B. mit dem Diabetologen, mit dem Betriebsarzt, mit Rentenberatern oder mit Rehabilitationsfachberatern der Rentenversicherung oder der Agentur für Arbeit besprechen (siehe Abschnitt „Sozialrechtliche Aspekte").

Auch familiäre Fragen können sich stellen: Kann ich Kinder bekommen? Bekommen meine Kinder auch Diabetes? Wie reagiert mein Partner auf die Krankheit? Wie ist das mit dem Sex? Es sind berechtigte Fragen und Sorgen. Eine gute Information über die medizinischen Sachverhalte ist hilfreich und kann Ängste abbauen. Gespräche mit dem Partner über die Bedeutung der Erkrankung für die Beziehung sind sehr wichtig, da ja eine bedeutende Veränderung im gemeinsamen Leben zu bewältigen ist. Das betrifft auch die Kinder und andere nahe stehende Bezugspersonen. Unter Umständen sollte man die Unterstützung durch Familienberatungseinrichtungen oder Psychotherapeuten nutzen.

Angst vor Diskriminierungen (im Straßenverkehr, im Beruf, bei Hypoglykämien, bei ungerechtfertigtem Drogenverdacht)

Menschen mit Diabetes erleben nicht selten, dass sie im Zusammenhang mit ihrer Erkrankung Diskriminierungen ausgesetzt sind.

Die Fahrtüchtigkeit wird bei Diabetes von den Straßenverkehrsbehörden oft weitaus kritischer bewertet als bei anderen chronischen Erkrankungen. Dabei besteht bei Diabetes im Allgemeinen kein höheres Unfallrisiko; ausgenommen sind Personen mit Hypoglykämie-Wahrnehmungsproblemen.

Auch im beruflichen Bereich wird eine Gefährdung durch den Diabetes oft auf alle Betroffenen bezogen, obwohl für die meisten keine erhöhten Risiken bestehen.

Sowohl in Bezug auf den Kraftverkehr als auch auf den Beruf sollte man durch eine gründliche Untersuchung beim Diabetologen oder in der diabetologischen Fachklinik die medizinischen Tatbestände klären lassen und sie dann dem Straßenverkehrsamt oder dem Betriebsarzt vorlegen. Gegebenenfalls sollte man auf der Erstellung eines qualifizierten Gutachtens bestehen und dabei die tatsächlichen Probleme für den Arbeitsplatz und für den Straßenverkehr bewerten lassen.

Bei Polizei- oder Grenzkontrollen können mitgeführte Spritzen oder Kanülen den Verdacht auf Drogenkonsum wecken. Ein mitgeführter internationaler Diabetiker-Ausweis sowie das gleichzeitige Vorhandensein von anderen Diabetes-Utensilien wie Testgerät, Teststreifen, Insulin führen in der Regel rasch zu einer Klärung der Situation.

Welche behandlungsbedürftigen seelischen Erkrankungen kommen bei Menschen mit Diabetes häufig vor?

Einige seelische Krankheiten kommen bei Menschen mit Diabetes gehäuft vor: Depressionen, Angststörungen und Essstörungen.

1. Depressionen sind bei Personen mit Diabetes etwa doppelt so häufig wie in der Durchschnittsbevölkerung. Antriebslosigkeit, ständige Grübeleien, Schlafstörungen, traurige Gedanken und Niedergeschlagenheit sind Anzeichen depressiver Verstimmungen. Zumeist verschlechtern sich auch die Blutzuckerwerte. Hält die depressive Stimmung länger an, ist eine psychotherapeutische Behandlung sinnvoll. Auch eine medikamentöse Therapie mit Psychopharmaka kann hilfreich sein. Im übrigen kann regelmäßige Bewegung das seelische Befinden nachhaltig verbessern.

2. Angststörungen können das Leben von Menschen mit Diabetes erheblich verändern und beeinträchtigen. Sie beziehen sich oft auf das Spritzen, auf Abhängigkeit vom Insulin, auf Unterzuckerungen, auf Folgekrankheiten. Angststörungen sind dann behandlungsbedürftig, wenn sie über normale Ängste hinausgehen und beginnen, das Leben des Betroffenen zu bestimmen. Sie treten häufig zusammen mit depressiven Verstimmungen oder auch erhöhtem Alkoholkonsum auf. Sie führen zu einer verschlechterten Stoffwechsellage und beeinträchtigen die Lebensqualität oft nachhaltig. Psychotherapeutische Behandlungen sind in den meisten Fällen erfolgversprechend.

3. Essstörungen wie Ess-Brech-Sucht oder so genannte Fresssucht (Binge-Eating) bestehen bei zahlreichen Menschen mit Diabetes. Viele betroffene Menschen schämen sich und scheuen sich, therapeutische Hilfe in Anspruch zu nehmen. Eine Essstörung ist nicht nur eine ernste seelische Erkrankung, die einer langfristigen psychotherapeutischen Behandlung bedarf. Sie verschlechtert auch die Diabetes-Behandlung. Deshalb sollte man mit dem Diabetologen die

Möglichkeiten einer Blutzucker-Korrektur während der Essattacken besprechen.

Lebensqualität bei Diabetes

Aus wissenschaftlichen Untersuchungen wissen wir, dass eine möglichst gute Lebensqualität gerade für Menschen, die an einer chronischen Krankheit wie Diabetes erkrankt sind, sehr wichtig ist. Diabetiker mit einer guten Lebensqualität erreichen oft bessere Behandlungsergebnisse und kommen mit den Anforderungen, die die Krankheit an sie stellt, besser zurecht.

Lebensqualität bedeutet für die meisten Menschen:
* Körperliches Wohlbefinden,
* Seelisches Wohlbefinden,
* Gute Einbindung in das soziale Umfeld (z.B. Familie, Belegschaft)
* Teilhabe am alltäglichen Leben (Beruf, Freizeitmöglichkeiten, Familie),
* Materielle Absicherung, d.h. ausreichender Lebensstandard ohne wesentlichen Mangel.

Gute Lebensqualität wird durch folgende Faktoren begünstigt:
* Eigenverantwortliche und aktive Steuerung des eigenen Lebens.
* Eine realistische Einschätzung des eigenen Lebens und dessen Möglichkeiten, um zu verhindern, dass unnötig Energien gebunden werden.
* Gut gestaltete soziale Beziehungen mit dem Gefühl von Liebe, Freundschaft und Geselligkeit.
* Eine gute Balance zwischen Anspannung und Entspannung.
* Kreativität und Neugier helfen, sich in neuen und unbekannten Situationen gut zurechtzufinden.
* Häufige positive Erlebnisse („das tägliche kleine Glück") und eine optimistische Grundhaltung.

Es ist wichtig, dass Menschen mit Diabetes und ihre Ärzte bei therapeutischen Entscheidungen immer auch im Blick behalten, welche Auswirkungen die Entscheidung auf die Lebensqualität hat. Manche therapeutischen Empfehlungen sind aus medizinischer Sicht sehr sinnvoll, unter Berücksichtigung der persönlichen Lebensumstände verlangen sie dem Patienten jedoch sehr viel ab und gehen mit großen Einschränkungen der Lebensqualität einher. Hier müssen die Kosten und der Nutzen der einzelnen Alternative gemeinsam abgewogen werden und gegebenenfalls ein Kompromiss gefunden werden.

Hilfe bei psychischen Problemen

Erster Ansprechpartner bei psychischen Problemen im Zusammenhang mit dem Diabetes können Hausarzt oder Diabetologe, aber auch Diabetesberater sein. In vielen Fällen wird eine ambulante Psychotherapie bei einem ärztlichen oder psychologischen Psychotherapeuten die Beschwerden bessern. Die Kosten werden zumeist von den Krankenkassen übernommen. In komplizierten Fällen können auch stationäre Behandlungen in spezialisierten Diabetes-Fachkliniken oder in psychosomatischen Kliniken sinnvoll sein. Hier sind die Krankenkassen oder die Rentenversicherung die Kostenträger.

Informationen zum Thema „Seelische Probleme bei Diabetes" gibt es im Internet auf der Homepage der „Arbeitsgemeinschaft Diabetes und Verhaltensmedizin in der DDG" unter www.diabetes-psychologie.de. Dort ist auch der „Psychotherapieführer für Menschen mit Diabetes" zu finden, in dem die Adressen diabeteserfahrener Psychotherapeuten aufgeführt sind.

5. Umgang mit Stress und Belastungen

„Ich bin total gestresst" oder „Mensch, hatte ich heute Stress" sind Aussagen, die man heutzutage häufig hört. Kurzfristig spornt dieser Stress zu mehr Leistung an und macht das Leben aufregend – einige suchen ihn sogar gezielt und behaupten, ohne ihn nicht arbeiten zu können. Dauert dieser Zustand jedoch zu lange an, ohne dass wir uns zwischenzeitlich erholen können, hat das Auswirkungen auf unsere Gesundheit und unser Wohlbefinden.

Typische Stressfolgen sind:

– Konzentrationsschwierigkeiten, innere Unruhe, Gedankenkreisen
– Gereiztheit, Unzufriedenheit
– Erschöpfung, Depressivität, „Burn-out"
– Schlafstörungen, chronische Müdigkeit
– Kopfschmerzen, Rückenschmerzen
– Magen-, Darm- und Verdauungsbeschwerden
– Hörsturz, Ohrgeräusche
– Herz-Kreislaufkrankheiten
– Allgemeine Schwächung des Immunsystems und damit Anfälligkeit für Erkältungen, Infekte und andere Erkrankungen

Häufig leidet auch das Diabetes-Management in stressreichen Zeiten, da man z.B. weniger auf seine Ernährung achtet, keine Zeit für Sport und andere Aktivitäten findet, mehr Zigaretten raucht und Alkohol trinkt oder seine Medikamente nicht so gewissenhaft nimmt wie sonst.

Sinnvollerweise sollte man etwas gegen Stress tun, bevor ernsthafte Beeinträchtigungen eintreten. Spätestens aber wenn Sie feststellen, dass die Belastungen zu groß werden, sollten Sie aktiv werden. Die folgende Abbildung zeigt verschiedene Stressbewältigungsstrategien, die auf der nächsten Seite näher erläutert werden.

Strategien gegen Stress

1. Abbau von Stressquellen in Beruf und Freizeit
- Persönliche Stressanalyse
- Problemlösen
- Besseres Zeitmanagement

2. Erhöhen der eigenen Widerstandskraft
- Regelmäßige Entspannung
- Änderung stressverschärfender Einstellungen
- Aufbau von hilfreichen Fertigkeiten

3. Ausgleich für bestehende Belastungen
- Bewegung, Sport
- Ablenkung, Hobbys, schöne Erlebnisse
- Soziale Unterstützung und Geborgenheit

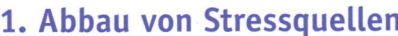

1. Abbau von Stressquellen

Zu Beginn sollte die persönliche Stressanalyse stehen, also die Fragen: „Was stresst mich?" und „Wie reagiere ich auf Stress?". Die Belastungssituationen sind von Mensch zu Mensch verschieden. Einer leidet unter dem Schichtdienst, ein anderer unter dem hektischen Arbeitsalltag, ein Dritter unter der unsicheren Zukunftssituation. Auch kommt es auf die Dosis an: Ein einmaliges Ereignis überfordert wahrscheinlich noch nicht, kommt es häufiger vor oder kommen mehrere Belastungen zusammen, wird es zu viel.

Typische Stressquellen sind:
- Zeitnot, Termindruck,
- zu viel Verantwortung, Entscheidungsdruck,
- zu enge Vorgaben, zu wenig Handlungsspielraum,
- ständige Störungen und Unterbrechungen
  (z.B. Telefonklingeln),
- Konflikte mit Vorgesetzten, Kollegen oder Kunden,
- verschiedene Anforderungen, denen man nicht gleichzeitig gerecht werden kann (z.B. Vereinbarkeit von Beruf und Familie),

– Lärm, Hitze/Kälte, Enge, einseitige körperliche Belastungen,
– Streitigkeiten z.B. mit Partnern, Kindern, Verwandtschaft oder Nachbarn,
– Zukunftsängste wegen Arbeitsplatzunsicherheit, Krankheit, Schulden.

Wenn Sie Ihre persönlichen Verursacher identifiziert haben, sollten Sie überlegen, wie man sie ausschalten oder reduzieren kann. Können Sie einzelne Aufgaben weglassen oder an Andere abgeben? Hilft Ihnen vielleicht ein klärendes Gespräch, einen Konflikt beizulegen? Eventuell verringert auch eine bessere Schulung oder Organisation die Probleme.

2. Erhöhen der eigenen Widerstandskraft

Sicherlich haben Sie schon einmal beobachtet, dass Sie an manchen Tagen bereits bei Kleinigkeiten in die Luft gehen und an anderen Tagen den gleichen Dingen ganz gelassen begegnen. Auch geraten Menschen, die alles schwarz malen, schneller unter Druck als Menschen, die mit Optimismus in die Zukunft blicken. Also nicht nur die Situation, sondern wir selbst mit unseren Stimmungen und Grundeinstellungen haben Einfluss auf das Stresserleben. Weitere den Stress verschärfende Einstellungen und Verhaltensweisen sind Perfektionismus, nicht Neinsagen können, geringes Selbstvertrauen etc.

Auch wenn es nicht einfach ist, sollten wir an uns arbeiten: Je positiver und gelassener wir an die Dinge herangehen, desto besser ist es für uns und unsere Umwelt.
– Es muss nicht immer alles perfekt sein.
– Ich bin nicht für alles alleine verantwortlich.
– Warum sollte es Probleme geben?
– Wie wahrscheinlich ist es, dass die Anderen schlecht von mir denken oder mich auslachen?
– Es ist nicht schlimm, wenn etwas schief geht.
– Wie denkt jemand darüber, der es leichter nimmt als ich?

151

Regelmäßige Entspannung und Erholungspausen sorgen zudem für innere Ausgeglichenheit. Wir regen uns nicht so schnell auf und behalten einen kühlen Kopf. Die Wirksamkeit von systematischen Entspannungsverfahren wie Autogenem Training oder Progressiver Muskelentspannung nach Jacobson ist wissenschaftlich nachgewiesen, aber auch Ihre persönlichen Methoden (z.B. Spazierengehen) erfüllen ihren Zweck.

3. Ausgleich für bestehende Belastungen

Wenn wir im Stress sind, verzichten wir häufig auf Aktivitäten, die uns als Ausgleich dienen könnten. Aber gerade in diesen Situationen ist es wichtig, auf andere Gedanken zu kommen und den Stress körperlich abzubauen. Gehen Sie also (r)aus, bewegen Sie sich, treffen Sie nette Leute oder machen Sie etwas anderes, das Ihnen Freude bereitet. Sie werden sich hinterher gelöster fühlen und haben neue Kraft, den Alltag zu meistern.

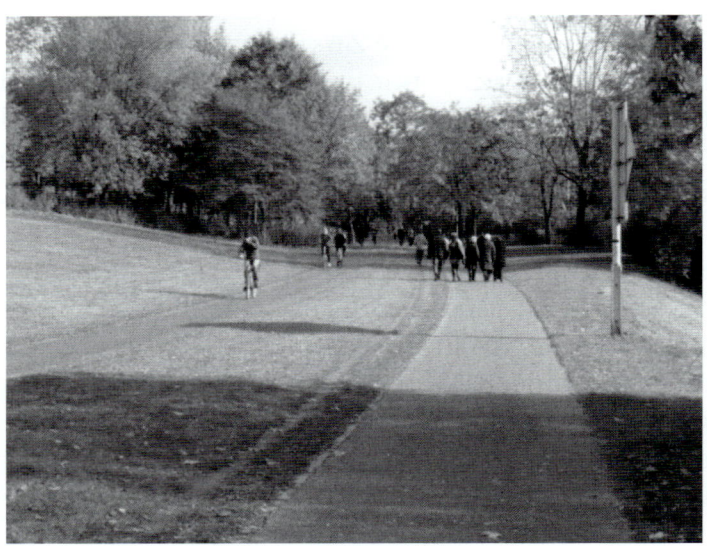

Abbildung 35:
Bewegung und Entspannung verbessern die Lebensqualität.

Möglichkeiten für Ausgleich und Entspannung:	
– Spazierengehen	– Autogenes Training
– Musik hören	– Progressive Muskelentspannung
– Sauna	– Atementspannung
– Gartenarbeit	– Meditation
– Heimwerken und Basteln	– Yoga, Tai Chi, Qigong

Wenn Sie an einer Vertiefung des Themas Interesse haben, können Sie sich z.B. bei Ihrer Krankenkasse über die Angebote zum Stressmanagement und zu Entspannungstechniken informieren. Die gesetzlichen Krankenkassen haben ein reichhaltiges Kursangebot, die Kosten werden bei regelmäßiger Teilnahme zu einem großen Teil übernommen. Auch Bücher, CDs oder Kassetten können beim Erlernen von Entspannungstechniken hilfreich sein.

6. Von guten Vorsätzen, Rückschlägen und dauerhaften Erfolgen

Sofern Sie eine medizinische Rehabilitation durchgeführt haben, haben Sie wahrscheinlich viele positive Erfahrungen gemacht, z.B. wie gut Ihnen die regelmäßige körperliche Bewegung tut, wie lecker gesundes Essen schmecken kann und wie positiv sich die Zeit zur Ruhe und Entspannung auf Ihr allgemeines Wohlbefinden auswirkt. Wäre es nicht schön, wenn Sie einiges davon in Ihren Alltag zu Hause mitnehmen könnten? Wir möchten Ihnen dazu einige Tipps geben.

Ziele

Ziele helfen uns, den richtigen Weg zu verfolgen und uns auch in schwierigen Situationen wieder zu motivieren. Um das zu erreichen, müssen ein paar Dinge bei der Formulierung von Zielen beachtet werden:

– Beschreiben Sie den angestrebten Zustand so genau wie möglich.

„Ich möchte mindestens einmal am Tag frisches Obst oder Gemüse essen" **statt** „Ich will mich gesünder ernähren."

– Seien Sie realistisch. Wenn Ihre Ziele zu hochgesteckt sind, ist ein Scheitern absehbar. Sind sie zu niedrig, spornen sie nicht an.

„Ich möchte einmal die Woche für mindestens 30 Minuten walken gehen" **statt** „Ich will jeden Tag eine Stunde Joggen."

– Seien Sie nicht so streng mit sich. Sie setzen sich damit zu sehr unter Druck.

„Ich möchte abends vor dem Fernseher keine Schokolade mehr essen" **statt** „Ich esse überhaupt keine Süßigkeiten mehr."

– Formulieren Sie Ihr Ziel positiv, damit Sie sich auf das Ergebnis freuen.

„Ich möchte wieder in mein schönes Sommerkleid passen" **statt** „Ich muss strenge Diät halten."

– Machen Sie Ihre Ziele überprüfbar, um zu kontrollieren, wie weit Sie von ihnen entfernt sind, und sich freuen zu können, wenn Sie sie erreicht haben.

„Ich möchte einen HbA1c-Wert unter 7% haben" **statt** „Mein Diabetesmanagement soll besser werden."

Unterstützung

Sie müssen die Ziele nicht allein erreichen, vielleicht gibt es etwas oder jemanden, der Ihnen helfen kann, so z.B. ein Kochkurs für leckere Anregungen, eine gut sichtbare Tabelle, in die Sie wöchentlich Ihr Gewicht eintragen, eine Erinnerungsnotiz in Ihrem Kalender oder eine Gruppe von Gleichgesinnten. Sie können auch die Familie oder einen guten Freund bitten, Sie regelmäßig an Ihre Vorsätze zu erinnern. Diese zusätzliche Verbindlichkeit hilft, den inneren Schweinehund zu überwinden.

Hindernisse

Auf dem Weg zur Zielerreichung begegnen Ihnen immer wieder Stolpersteine: Ihr Partner möchte mit Ihnen abends weggehen, obwohl eigentlich Ihr Sporttag ist, Sie fühlen sich heute viel zu müde, um Ihren Spaziergang zu machen, oder das Wetter ist einfach zu schlecht.

Wenn Sie hin und wieder „sündigen", ist es nicht schlimm. Genießen Sie es! Tritt das Problem häufiger auf, sollten Sie etwas dagegen tun. Überlegen Sie sich am besten schon vorher, welche kritischen Situationen auftreten können und wie Sie diese meistern. So könnten

Sie z.B. mit Ihrem Partner reden und ihn um Unterstützung bitten, vielleicht können Sie die Verabredung verschieben oder Sie gehen gemeinsam tanzen. Wenn Sie in der Woche zu müde sind, verlegen Sie Ihre Pläne besser auf das Wochenende und bestimmt fallen Ihnen „Schlechtwetter"-Alternativen ein.

Rückschläge

Trotz aller Mühen kann es zu Rückschlägen kommen. Lassen Sie sich davon nicht entmutigen, sondern bleiben Sie weiter am Ball. Versuchen Sie die Ursachen für den Fehlschlag zu analysieren. War das Ziel vielleicht nicht gut gewählt? Haben Sie bestimmte Hindernisse vorher nicht bedacht? Oder hatten Sie in letzter Zeit einfach andere Dinge im Kopf? Macht nichts! Ausrutscher gehören zum (genussvollen) Leben dazu, danach geht es zielgerichtet weiter.

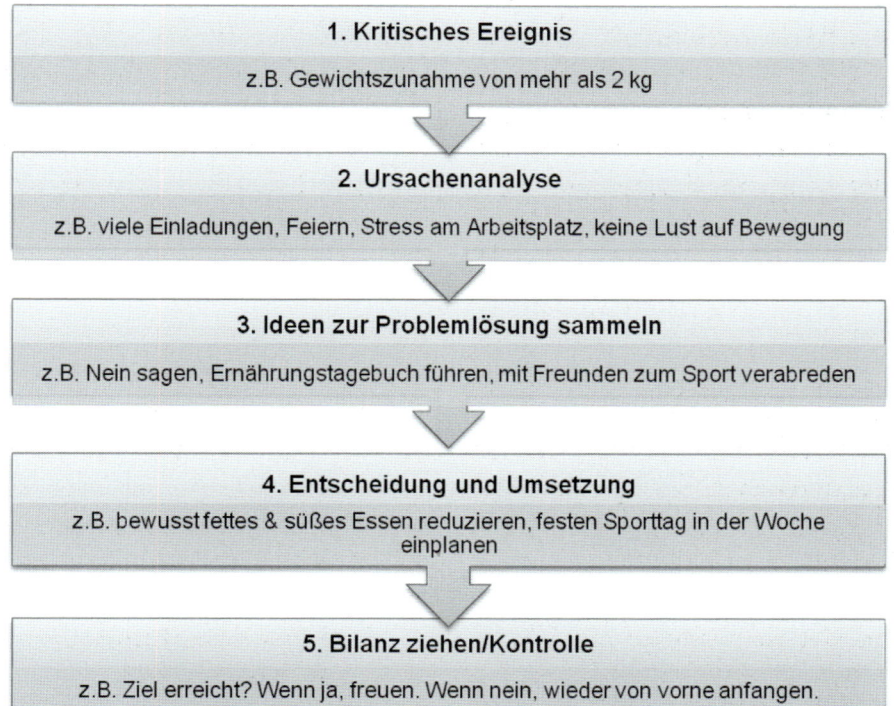

Abbildung 36: Umgang mit Rückschlägen

Selbstvorwürfe und stark negative Gefühle wie Wut, Angst, Verzweiflung und Traurigkeit sind in solchen Situationen wenig hilfreich. Häufig führen sie dazu, dass alle guten Vorsätze über Bord geworfen werden und die Ziele ganz aufgegeben werden.

Akzeptieren Sie, dass Entwicklungen nicht immer geradlinig verlaufen, Menschen sind keine Maschinen. Überlegen Sie besser, was der Grund für den Rückschlag war und was Sie tun können, um aus dem Loch wieder herauszukommen. Und überprüfen Sie, ob das ursprüngliche Ziel zu anspruchsvoll und deshalb unerreichbar war. Dann ist es sinnvoll, ein neues, realistisches Ziel zu formulieren.

Arbeitsblatt: Meine Ziele für die nächste Zeit

Bitte schreiben Sie Ihre Pläne so genau wie möglich auf (wann, wo, wie wollen Sie etwas machen). Stellen Sie sich die Situation am besten bildlich vor. Welche Hindernisse könnten es Ihnen schwer machen, Ihre Pläne umzusetzen? Wie können Sie diese Schwierigkeiten meistern, wer oder was kann Ihnen dabei helfen?

Beispiel:
Ziel: *Ich will an den Wochenenden mindestens 30 min. spazieren gehen.*
Hindernisse: *Schlechtes Wetter, Familie hat andere Pläne, keine Lust...*
Hilfen: *Bei schlechtem Wetter gehe ich schwimmen und die Familie kommt mit.*

1. **Mit diesen Ergebnissen in 3 Monaten wäre ich zufrieden:**

    mein HbA1c   _____ %

    mein Gewicht   _____ kg

    mein Blutdruck   _____ mm Hg

2. **Für die nächste Zeit nehme ich mir vor:**

    _____

    _____

    _____

    _____

3. **Folgende Hindernisse und Schwierigkeiten könnten mir begegnen:**

    _____

    _____

    _____

    _____

4. **Das könnte mir bei der Umsetzung der Ziele helfen (Unterstützung):**

    _____

    _____

    _____

    _____

159

Nach einiger Zeit (z.B. nach einem Monat)

Wie oft konnten Sie Ihre Pläne in die Tat umsetzen?
(bitte ankreuzen)

Gar nicht   vollständig

I--I
0%   25%   50%   75%   100%

Bei 75-100%: Herzlichen Glückwunsch! Weiter so!

Bei unter 75%: Sind Sie mit Ihrem Ergebnis zufrieden?

Wenn nicht, was waren die Ursachen hierfür? Was können Sie ändern, um Ihren Zielen nächste Woche näher zu kommen?

_____

_____

_____

Wollen Sie Ihre Ziele ändern? Gibt es neue Ziele, die Sie sich vornehmen wollen?

_____

_____

_____

7. Diabetes und Beruf

In den meisten Fällen sind ein Diabetes mellitus und seine Behandlung ohne Probleme mit den beruflichen Anforderungen an den Erkrankten zu vereinbaren. Bei Schwierigkeiten müssen zahlreiche Faktoren bedacht werden, die Einfluss haben können auf die Qualität der Diabetesbehandlung im Berufsalltag.

Faktoren, die in der Person des Berufstätigen liegen, sind unter anderem:
- geringe Motivation für die Stoffwechselkontrolle
- geringe Fähigkeit zum Selbstmanagement
- schlechte Krankheitsbewältigung
- diabetische Spätfolgen
- andere (körperliche und seelische) Erkrankungen.

Als Faktoren, die durch den Arbeitsplatz bedingt sind, kommen z.B. in Betracht :
- unzureichende Möglichkeiten zu Selbstkontrolle und Selbsttherapie
- wechselnde körperliche Belastungen
- unregelmäßige Arbeitszeiten
- schwierige Einhaltung von Ernährungsregeln
- häufiger Ortswechsel
- verständnislose Umwelt
- Einschränkungen durch Gesetze, Vorschriften und Ähnliches.

Die in der Person liegenden Faktoren können durch ärztliche oder anderweitige Behandlung günstig beeinflusst werden. Oft bietet eine medizinische Rehabilitationsbehandlung dazu förderliche Möglichkeiten.

Nur ein Teil der durch den Arbeitsplatz bedingten Veränderungen kann so umgestaltet werden, dass die Anforderungen erfüllt werden. Dann können Werksarzt, betrieblicher Sozialdienst und Rehabilitationsfachberater der Rentenversicherung oder der Arbeitsagenturen als Ansprechpartner hilfreich sein. Mitunter kann es aber auch dazu kommen, dass ein Berufstätiger seinen Arbeitsplatz aufgeben muss oder sogar ganz aus dem Erwerbsleben ausscheidet (siehe Kapitel „Sozialrechtliche Aspekte bei Diabetes").

Anpassungen der Diabetes-Therapie an Anforderungen des Arbeitslebens

Es kann erforderlich werden, die Diabetes-Therapie an die Anforderungen des Arbeitslebens anzupassen. Wenn Zeiten für Essen, Selbstkontrolle oder Medikamenteneinnahme nicht zuverlässig eingehalten werden können, kann es sinnvoll sein, höhere Blutzuckerwerte anzustreben, um Unterzuckerungen zu vermeiden. Dies kann durch eine Verringerung der Insulin-Menge oder der Medikamenten-Dosis erreicht werden. Der gleiche Effekt tritt bei insulinbehandelten Patienten durch zusätzliche Kohlenhydrat-Aufnahme ein. Unter Umständen muss auch die Wahl des Insulinpräparats auf die Gegebenheiten der Arbeitsorganisation abgestimmt werden: Können keine Zwischenmahlzeiten eingenommen werden, kann die Verwendung sehr kurzwirksamer Analoginsuline günstig sein, für Beschäftigte mit wechselnden Arbeitszeiten oder Schichtarbeit ist möglicherweise die Wahl eines 24 Stunden wirksamen Verzögerungsinsulins vorteilhaft.

Häufig müssen Zeitpunkt und Umfang von Mahlzeiten dem Arbeitsrhythmus angepasst werden. Viele Berufstätige nehmen am Abend aus zeitlichen oder familiären Gründen ihre Hauptmahlzeit ein. Dann ist es eventuell erforderlich, die Insulin-Dosis oder gegebenenfalls die Tabletten-Menge zum Abendessen aufzustocken.

Für die meisten Berufstätigen sind die normalen Arbeitspausen ausreichend, damit sie den Anforderungen an die Diabetes-Therapie (z.B. Testen, Insulin-Spritzen, Essen) gerecht werden können.

Fällt während der Arbeitszeit häufig schwere körperliche Arbeit an, kann es notwendig werden, zur Vermeidung von Unterzuckerungen vor und während der Arbeit weniger Insulin zu spritzen. Auf einen ausreichenden Verzehr von Kohlenhydraten sollte dann ebenfalls geachtet werden.

Inwieweit man die Diabetes-Erkrankung in seinem Betrieb offen legt, muss jeder Beschäftigte individuell entscheiden. Es kann hilfreich sein, Kollegen über seinen Diabetes zu unterrichten, damit sie im Bedarfsfall (z.B. bei einer Unterzuckerung) Hilfestellung leisten können. Auch die Information von Vorgesetzten kann sinnvoll sein, wenn dadurch z.B. ein Arbeitseinsatz möglich wird, der den Erfordernissen der Krankheit entspricht. Andererseits empfiehlt es sich, den Diabetes zu verschweigen, wenn man befürchten muss, durch die Offenlegung der Diagnose berufliche Nachteile zu erleiden.

Insulinbehandelte Berufstätige, die Tätigkeiten mit erhöhter Selbst- oder Fremdgefährdung ausführen, sollten die beruflichen Risiken, die durch den Diabetes entstehen können, mit ihrem Betriebsarzt besprechen.

Medizinische Rehabilitation

Erscheint bei einem Berufstätigen mit Diabetes mellitus die Teilhabe am Erwerbsleben gefährdet, ist es sinnvoll, eine medizinische Rehabilitation in Betracht zu ziehen. Bei diesen Menschen besteht oft eine komplexe Problemkonstellation, bei der die Möglichkeiten der ambulanten vertragsärztlichen Versorgung nicht ausgereicht haben, die bestehenden gesundheitlichen Probleme nachhaltig zu bessern. Zur Entstehung einer solchen Situation tragen in der Regel biologische, seelische und soziale Faktoren bei. Dann kann eine umfassende systematische Rehabilitationsbehandlung die gesundheitliche Situation des Patienten verbessern und ihn gleichzeitig in die Lage versetzen, krankheitsbezogene Verhaltensweisen nachhaltig zu verändern.

Anhaltspunkte für die Notwendigkeit einer medizinischen Rehabilitation sind unter anderem:

- langfristig schlechte Stoffwechsellage
- Verschlechterung von Folgeerkrankungen
- offenkundige Schwierigkeiten mit einem angemessenen Umgang mit der Erkrankung
- Hinweise auf psychische Erkrankungen (z.B. Depression)
- wachsender Suchtmittelkonsum
- zunehmende Arbeitsunfähigkeitszeiten.

8. Sozialrechtliche Aspekte bei Diabetes

Wer chronisch krank, behindert oder von einer Behinderung bedroht ist, hat ein Recht auf Hilfe. Dazu existiert eine breite Palette unterschiedlicher Maßnahmen, unter anderem medizinische Leistungen, berufsfördernde Leistungen, Nachteilsausgleiche für schwerbehinderte Menschen.

Daneben gibt es zahlreiche Vorschriften in Bezug auf ergänzende und Unterhalt sichernde Leistungen (Befreiungsmöglichkeiten von der Zuzahlungspflicht, Haushaltshilfe, Krankengeld usw.). Dabei sind die zu erbringenden Voraussetzungen teilweise ausgesprochen kompliziert und unübersichtlich. Der nachfolgende Beitrag möchte einige Sozialleistungen im Überblick darstellen, und Ratgeber sowie Wegweiser sein, auch wenn die Amtssprache nicht gerade zu spannender Lektüre einlädt.

Medizinische Leistungen

Die medizinischen Leistungen zur Rehabilitation umfassen neben diagnostischen Maßnahmen und der Behandlung durch Ärzte die koordinierte Anwendung von Physiotherapie, Ernährungsberatung, Psychotherapie, Kunst- und Werktherapie, die Versorgung mit Arznei- und Verbandmitteln, Heil- und Hilfsmitteln, gegebenenfalls Belastungserprobung und Arbeitstherapie sowie soziale Beratung.

Grundsätzlich werden Maßnahmen nur noch für drei Wochen bewilligt, in begründeten Fällen kann eine längere Dauer vorgesehen sein oder über die vorgesehene Dauer hinaus verlängert werden. Für die Bewilligung sind allein gesundheitliche Gründe ausschlaggebend.

Die Leistungsberechtigten haben Wunsch- und Wahlrechte. So werden bei der Auswahl der Leistungen die persönliche Lebenssituation der Betroffenen und ihrer Familien, die religiösen und weltanschaulichen Besonderheiten und die besonderen Bedürfnisse behinderter Mütter und Väter sowie behinderter Kinder berücksichtigt.

Die Betroffenen sollen die erforderlichen Leistungen schnell erhalten, die Entscheidung der Leistungsträger (gesetzliche Krankenkassen, Träger der gesetzlichen Renten- und Unfallversicherung etc.) über zustehende Leistungen soll innerhalb weniger Wochen getroffen sein. Im Eilfall oder bei „Verzug" des Leistungsträgers besteht die Möglichkeit der Kostenerstattung für selbstbeschaffte Leistungen.

Auch dem Aspekt der Nachsorge nach stationären Leistungen wird Aufmerksamkeit gewidmet. Zur langfristigen Sicherung des Rehabilitationserfolges werden die Teilnahme an ambulanten Herzgruppen, Rehabilitationssport oder Funktionstraining bei rheumatischen Erkrankungen oder indikationsspezifische Rehabilitationsnachsorgeprogramme und Selbsthilfegruppen zur Sicherung der Suchtmittelabstinenz gefördert.

Maßnahmen der medizinischen Vorsorge oder Rehabilitation dürfen nicht auf den Urlaub angerechnet werden.

Eine Schonungszeit nach der Heilbehandlung kann nicht mehr bewilligt werden. Um dem Arbeitnehmer gleichwohl noch für einen gewissen Zeitraum die Möglichkeit zur Erholung einzuräumen, wird der Arbeitgeber im Bundesurlaubsgesetz verpflichtet, dem Arbeitnehmer auf dessen Verlangen im unmittelbaren Anschluss Urlaub zu gewähren.

Wiederholungen sind erst nach Ablauf von vier Jahren möglich. Ausnahme: Wenn aus gesundheitlichen Gründen dringend erforderlich, können auch vor Ablauf der 4-Jahresfrist weitere Maßnahmen bewilligt werden.

Zuzahlungs- und Härtefallregelungen

a) Gesetzliche Rentenversicherung

Versicherte, die von ihrem Rentenversicherungsträger eine stationäre medizinische Leistung zur Rehabilitation erhalten, müssen für jeden Tag 10,– € zuzahlen.

Die Zuzahlung ist für die Dauer der stationären Rehabilitationsleistung, längstens jedoch für 42 Tage im Jahr, zu leisten. Der Aufnahme- und Entlassungstag zählen dabei als ein Tag. Erfolgt die stationäre Rehabilitation im unmittelbaren Anschluss an eine Krankenhausbehandlung (so genannte Anschlussrehabilitation oder Anschlussheilbehandlung), dann muss nur für die Dauer von 14 Tagen zugezahlt werden.

Versicherte mit niedrigem Einkommen können unter bestimmten Umständen ganz oder teilweise von der Zuzahlungspflicht befreit werden.

Vollständige Befreiung von der Zuzahlungspflicht

Die Zuzahlung entfällt für Rehabilitanden, die bei Antragstellung das 18. Lebensjahr noch nicht vollendet haben. Auch bei Heilbehandlungen von Kindern von Versicherten (möglich bei Erkrankungen, deren Folgeerscheinungen die spätere Erwerbsfähigkeit beeinträchtigen können) ist keine Zuzahlung zu leisten, und zwar selbst dann nicht, wenn das Kind bereits älter als 18 Jahre ist. Auch Bezieher von Sozialhilfeleistungen oder der Grundsicherung für Arbeitsuchende und Übergangsgeldbezieher müssen keine Zuzahlung leisten. Auf die Höhe dieser Leistungen kommt es dabei nicht an.

Rehabilitanden können sich von der Zuzahlung befreien lassen, wenn diese eine unzumutbare Belastung für sie darstellt. Dies ist nach den von der Selbstverwaltung der Rentenversicherung beschlossenen Richtlinien immer dann der Fall, wenn die monatlichen Nettoeinkünfte geringer als 1.023,– € (2011) sind.

Teilweise Befreiung von der Zuzahlungspflicht

Für Versicherte und Rentner, die mindestens ein Kind unter 18 Jahren haben oder aber pflegebedürftig sind, ergeben sich – je nach Höhe des Einkommens – die folgenden gestaffelten Beträge:

Tabelle 6:
Höhe der Zuzahlung

Monatliches Nettoeinkommen	Tägliche Zuzahlung
unter 1.023 Euro	keine
ab 1.023 Euro	8,50 Euro
ab 1.080 Euro	9,00 Euro
ab 1.140 Euro	9,50 Euro
ab 1.200 Euro	10,00 Euro

b) Gesetzliche Krankenversicherung

Versicherte müssen aufgrund gesetzlicher Regelungen Zuzahlungen leisten; um finanzielle Überforderung zu vermeiden jedoch nur bis zu einer bestimmten Belastungsgrenze.

Deshalb sammeln Sie unbedingt Ihre ausgestellten Belege! Apotheken stellen Ihnen auf Wunsch auch eine Sammelbescheinigung zur Verfügung.

Wird die Belastungsgrenze bereits innerhalb des Kalenderjahres erreicht, erteilt die Krankenkasse eine Bescheinigung und für den Rest des Jahres sind keine Zuzahlungen mehr zu leisten. Sie beträgt für den Familienverbund 2% der jährlichen Bruttoeinnahmen zum Lebensunterhalt. Bei der Ermittlung der Belastungsgrenzen werden die Zuzahlungen und die Bruttoeinnahmen zum Lebensunterhalt der mit dem Versicherten im gemeinsamen Haushalt lebenden Angehörigen des Versicherten und des Lebenspartners zusammengerechnet. Zur Familie gehören der im gemeinsamen Haushalt mit dem Versicherten lebende Ehepartner und die Kinder, sofern sie familienversichert sind.

Vor der Ermittlung der Belastungsgrenze wird für jeden berücksichtigungsfähigen Angehörigen ein Kürzungsbetrag abgezogen:
- für die Partnerin oder den Partner 4.599,– €,
- für jedes im Haushalt lebende Kind 7.008,– € (Werte für 2011).

Die Belastungsgrenze für Bezieher von Arbeitslosengeld II oder Sozialhilfe liegt bei ein beziehungsweise zwei Prozent des regional unterschiedlichen Regelsatzes für einen Haushaltsvorstand.

Sofern mindestens eine Person wegen derselben schwerwiegenden chronischen Erkrankung in Dauerbehandlung ist, beträgt die Belastungsgrenze 1% der jährlichen Bruttoeinnahmen zum Lebensunterhalt für den gesamten Familienverbund. Diese Absenkung der Belastungsgrenze ist ab dem 1.1. des Kalenderjahres, in dem die Behandlung der chronischen Erkrankung ein Jahr andauert, vorzunehmen und gilt längstens bis zum Ablauf des Antragsjahres.

Für Zahnersatz gelten besondere Härtefallregelungen.

Richtlinie zur Definition der schwerwiegenden chronischen Krankheiten:

Eine Krankheit wird als schwerwiegend chronisch definiert, wenn sie wenigstens ein Jahr lang mindestens einmal pro Quartal ärztlich behandelt wurde und zusätzlich eines der folgenden Merkmale vorhanden ist:

- Pflegebedürftigkeit der Pflegestufe 2 oder 3,

- Grad der Behinderung/Minderung der Erwerbsfähigkeit von mindestens 60 v.H.,

- Erforderlichkeit einer kontinuierlichen medizinischen Versorgung, da sonst nach ärztlicher Einschätzung eine lebensbedrohliche Verschlimmerung der Krankheit, eine Verminderung der Lebenserwartung oder eine dauerhafte Beeinträchtigung der Lebensqualität zu erwarten ist.

Hilfen zum beruflichen Wiedereinstieg

Betriebliches Eingliederungsmanagement

Das Thema Prävention und Erhalt der Erwerbsfähigkeit hat im Sozialgesetzbuch einen hohen Stellenwert erhalten. Neu eingeführt wurde das Instrument des „Betrieblichen Eingliederungsmanagements".

Es ist Ausdruck der Fürsorgepflicht des Arbeitgebers und bezeichnet sein Engagement für den Erhalt der Erwerbsfähigkeit seiner Beschäftigten. Die Vorschrift verpflichtet ihn unabhängig von der Größe des Betriebs nach Möglichkeiten zu suchen, wie die Arbeitsunfähigkeit eines Beschäftigten überwunden und wie erneuter Arbeitsunfähigkeit vorgebeugt werden kann.

Er soll tätig werden, sobald eine Arbeitnehmerin oder ein Arbeitnehmer innerhalb eines Jahres länger als sechs Wochen ununterbrochen oder wiederholt arbeitsunfähig ist und soll ihm ein Gespräch anbieten.

Das Betriebliche Eingliederungsmanagement ist nur möglich mit Zustimmung des Betroffenen. Er hat das Recht auf Ablehnung oder Abbruch. Doch Betroffene, die sich möglichen Hilfen verweigern, lassen Chancen ungenutzt.

Wenn der Mitarbeiter das Angebot annimmt, suchen beide gemeinsam nach Lösungen. Sofern vorhanden beteiligt der Arbeitgeber den Betriebs- bzw. Personalrat sowie bei schwerbehinderten Beschäftigten die Schwerbehindertenvertretung. Mitwirken können auch der betriebsärztliche Dienst, die Sicherheitsfachkraft und der betriebliche Sozialdienst. Ebenso können z.B. Mitarbeiter der Rehabilitationsträger, des Integrationsamtes oder der Integrationsfachdienste hinzugezogen werden. Unterstützung bietet auch die gesetzliche Krankenversicherung an. Voraussetzung für den Erfolg ist bei allen Seiten die Bereitschaft zu einvernehmlichen Lösungen.

Als Lösungen sind verschiedene Maßnahmen denkbar, z.B.
* eine stationäre Rehabilitationsmaßnahme,
* die Nutzung begleitender Dienste und Einrichtungen,
* ein Umbau des Arbeitsplatzes nach ergonomischen Kriterien,
* technische Arbeitshilfen,
* eine Reduzierung der Arbeitszeit,
* die Versetzung in einen anderen Bereich.

Stufenweise Wiedereingliederung

Zur Rückkehr an den früheren Arbeitsplatz nach einer schweren Erkrankung mit lang dauernder Arbeitsunfähigkeit gibt es die Möglichkeit der schritt- und stufenweisen Wiedereingliederung. Dabei besteht – je nach organisatorischen Gegebenheiten des Arbeitgebers und der Belastbarkeit des Betroffenen – die Möglichkeit zur stundenweisen Arbeitswiederaufnahme, bis nach einigen Wochen oder Monaten die volle Arbeitsfähigkeit erreicht wird.

Dadurch soll erreicht werden, dass
* die endgültige Arbeitsfähigkeit früher erreicht wird (kein Abwarten, bis der Erwerbstätige der schlagartig eintretenden, arbeitsmäßigen und zeitlichen Belastung in vollem Umfang gewachsen ist),
* die so genannten missglückten Arbeitsversuche (= Rückfall in die Arbeitsunfähigkeit) weitgehend vermieden werden,
* der Arbeitsplatz letztendlich erhalten bleiben kann (kein Rentendenken, keine kostenintensive Umschulung),
* die Schwellenangst am ersten Arbeitstag vermindert wird.

Die stufenweise Wiedereingliederung in den Arbeitsprozess setzt die Zustimmung aller Beteiligter (Versicherter, Arbeitgeber, Arzt sowie ggf. Betriebsarzt und/oder Medizinischer Dienst) voraus. Der Zeitraum und die tägliche Arbeitszeit werden individuell vereinbart und können bei Bedarf verändert und angepasst werden.

Während der Dauer der Wiedereingliederungsmaßnahme bleibt der Betroffene arbeitsunfähig im Sinne der Krankenversicherung. Der Arbeitnehmer erhält in der Regel das Krankengeld weiter. Die

Wiedereingliederungszeit wird jedoch auf die maximal mögliche Krankengeldbezugsdauer angerechnet. Ist eine berufliche Wiedereingliederung im unmittelbaren Anschluss an eine medizinische Rehabilitationsleistung durch die gesetzliche Rentenversicherung notwendig, wird das während der Rehaleistung gezahlte Übergangsgeld weitergezahlt. Gewährt der Arbeitgeber für die Arbeitsleistung des Versicherten Arbeitsentgelt, so wird dieses auf die Lohnersatzleistung angerechnet.

Für Berufstätige mit Diabetes können diese Leistungen in Frage kommen z.B. nach einer schwierigen Stoffwechsel-Neueinstellung und nach einer längeren Behandlung eines diabetischen Fußsyndroms.

Leistungen zur Teilhabe am Arbeitsleben

Nicht immer gelingt es, die Gesundheit vollständig wiederherzustellen. In solchen Fällen können weitergehende Hilfen zur beruflichen Rehabilitation erforderlich werden. Soweit es im Einzelfall geboten ist, prüft der zuständige Rehabilitationsträger, ob durch geeignete Leistungen die Erwerbsfähigkeit des behinderten oder von Behinderung bedrohten Menschen erhalten, gebessert oder wiederhergestellt werden kann.

Die Leistungen umfassen ein breites Spektrum von Maßnahmen:
* Zuschüsse an Arbeitgeber für die Bereitstellung eines geeigneten Arbeitsplatzes oder für eine befristete Probebeschäftigung.
* Zuschüsse für Arbeitshilfen und Einrichtungen im Betrieb.
* Berufsvorbereitung (z.B. Vorförderungsprogramme zur Auffrischung schulischer Kenntnisse oder berufsspezifischen Grundwissens).
* berufliche Anpassung, Fortbildung, Anlernmaßnahmen, Umschulung auf einen neuen Beruf, Fernunterrichtsmaßnahmen, individuelle betriebliche Qualifizierung im Rahmen einer unterstützten Beschäftigung, Arbeitserprobungsmaßnahmen.

- Freie Unterkunft und Verpflegung am Ort der Ausbildung, z.B. wenn Unterbringung im Internat eines Berufsförderungswerkes notwendig ist.
- Fahrtkostenbeihilfe für die tägliche Fahrt zwischen Wohnung und Arbeitsstelle, wenn dieses zur Eingliederung oder zur Erhaltung des Arbeitsplatzes erforderlich ist.
- Kostenzuschuss zur Anschaffung eines behindertengerechten Pkws, falls wegen Art und Schwere der Behinderung für die Fahrt zwischen Wohnung und Arbeitsplatz die Benutzung eines eigenen Wagens erforderlich ist.
- Kostenbeteiligung beim Erwerb der Fahrerlaubnis.
- Zuschuss zu Umzugskosten, falls dieser zur beruflichen Eingliederung erforderlich ist.
- Kosten für die Beschaffung oder den Ausbau einer Wohnung, wenn dies zur Erlangung oder Erhaltung eines Arbeitsplatzes notwendig ist oder wegen Art und Schwere der Behinderung besondere Ausstattung oder bauliche Veränderung erfordert.
- Arbeits- und Berufsförderung im Eingangsverfahren und im Arbeitstrainingsbereich einer anerkannten Werkstatt für Behinderte.
- Sonstige Hilfen (z.B. Trennungsbeihilfe, Überbrückungsbeihilfe).

Bei der Auswahl der berufsfördernden Maßnahmen müssen die Eignung, Neigung und bisherige Tätigkeit des Behinderten genauso berücksichtigt werden wie die Lage und Entwicklung auf dem Arbeitsmarkt.

Die Maßnahmen können in Betrieben oder in speziellen Einrichtungen erbracht werden, die ausbildungsbegleitend Hilfestellungen anbieten, wie z.B. medizinische, psychologische und pädagogische Betreuung. Zu den überbetrieblichen Rehabilitationseinrichtungen gehören Berufsbildungswerke, Berufsförderungswerke und Werkstätten für Behinderte.

Schwerbehindertenausweis

Voraussetzungen, Verfahren, Bewertung

Zahlreiche Leistungen zum Ausgleich behinderungsbedingter Nachteile sind an die Anerkennung als schwerbehinderter Mensch gebunden. Jede Person mit nicht nur vorübergehenden Beeinträchtigungen kann beantragen, als schwerbehindert anerkannt zu werden. Dabei kommt es nicht auf die Ursache des Leidens an. Neben Nachteilsausgleichen sind mit einem Schwerbehindertenausweis jedoch auch Risiken verbunden. So könnte etwa ein Ausweis bei der Arbeitsplatzsuche als Handicap wirken, obwohl das „Allgemeine Gleichbehandlungsgesetz" eine Benachteiligung verbietet und bei Nichtbeachtung einen Entschädigungsanspruch vorsieht.

Der Antrag auf Feststellung einer Behinderung und Ausstellung eines Schwerbehindertenausweises ist beispielsweise in Nordrhein-Westfalen bei dem Kreis/der kreisfreien Stadt zu stellen, wo der Antragsteller seinen Wohnsitz hat. Zur Beschleunigung des Verfahrens können dem Antrag bereits Arztberichte beigefügt werden. Falls solche Unterlagen nicht beigefügt sind oder diese nicht ausreichen, werden sie angefordert. Antragsformulare und hilfreiche Informationen sind auch im Internet zu finden.

Der Grad der Behinderung (GdB) wird in einer nach Zehnergraden abgestuften Zahl von 10 bis 100 festgestellt. Um als schwerbehindert anerkannt zu werden, muss eine Beeinträchtigung von mindestens 50% gegenüber einem gleichaltrigen Gesunden vorliegen.

Haben sich seit Erteilung des Bescheids die gesundheitlichen Verhältnisse wesentlich verändert, können auf Antrag (oder auch von Amts wegen) die Feststellungen geändert werden. Die Überprüfung kann auch zu einem niedrigeren Grad der Behinderung führen!

Tabelle 7:
Bewertung des Grades der Behinderung bei Diabetes mellitus

Diabetes mellitus	GdB
Therapie kann eine Hypoglykämie auslösen und Patient ist durch Einschnitte in der Lebensführung beeinträchtigt.	20
Therapie kann eine Hypoglykämie auslösen, Patient muss mindestens einmal täglich eine dokumentierte Überprüfung des Blutzuckers selbst durchführen und ist durch weitere Einschnitte in der Lebensführung beeinträchtigt.	30-40
Insulintherapie mit täglich mindestens 4 Insulininjektionen muss durchgeführt werden, wobei die Insulindosis in Abhängigkeit vom aktuellen Blutzucker, der folgenden Mahlzeit und der körperlichen Belastung selbständig variiert werden muss. Der Patient ist durch erhebliche Einschnitte gravierend in der Lebensführung beeinträchtigt. Die Blutzuckerselbstmessungen und Insulindosen (beziehungsweise Insulingaben über die Insulinpumpe) müssen dokumentiert sein.	50
Außergewöhnlich schwer regulierbare Stoffwechsellagen	> 50
Häufige ausgeprägte oder schwere Hypoglykämien (und Folgeerkrankungen) sind zusätzlich zu bewerten. Schwere Hypoglykämien sind Unterzuckerungen, die ärztliche Hilfe erfordern.	

Nachteilsausgleiche im Arbeitsleben

Zwar haben auch Menschen mit Behinderung kein Recht auf Arbeit oder auf einen bestimmten Arbeitsplatz, aber Arbeitgeber mit mindestens 20 Arbeitsplätzen haben eine Beschäftigungspflicht: Auf 5% der Arbeitsplätze sind Schwerbehinderte zu beschäftigen. Arbeitgeber, die die vorgeschriebene Zahl nicht erreichen, haben eine Ausgleichsabgabe zu zahlen.

Behinderte Menschen haben – im Rahmen der betrieblichen Möglichkeiten – auch einen Anspruch darauf, auf Arbeitsplätzen eingesetzt zu werden, die ihren Fähigkeiten und Möglichkeiten entsprechen. Daraus kann unter Umständen ein Anspruch auf Anpassung des Arbeitsplatzes, Versetzung oder Qualifizierung erwachsen. Arbeitgeber müssen prüfen, ob freie Arbeitsplätze mit Schwerbehinderten besetzt werden können.

Anerkannte Schwerbehinderte haben Anspruch auf Zusatzurlaub von einer Arbeitswoche, sie sind auf Verlangen von Mehrarbeit freizustellen und haben einen Anspruch auf Teilzeitbeschäftigung, wenn diese wegen Art und Schwere der Behinderung erforderlich ist.

Bei schwerbehinderten Menschen mit einem besonderen Bedarf an arbeitsbegleitender Betreuung können zusätzlich Integrationsfachdienste beteiligt werden.

Repräsentant der schwerbehinderten Arbeitnehmer im Betrieb ist die Schwerbehindertenvertretung, die in Betrieben mit mindestens 5 dauerhaft beschäftigten Schwerbehinderten gewählt wird. Sie ist in allen Angelegenheiten, die schwerbehinderte Mitarbeitende betreffen, vom Arbeitgeber rechtzeitig und umfassend zu unterrichten und zu hören.

Schwerbehinderte Arbeitnehmer genießen gegenüber nichtbehinderten einen besonderen Kündigungsschutz:
- Ihnen kann nur mit Zustimmung der Fürsorgestelle für Schwerbehinderte gekündigt werden.
- Der Kündigungsschutz erstreckt sich auf alle Kündigungsarten (ordentliche, außerordentliche, Änderungskündigung).
- Der Kündigungsschutz gilt auch bei Bewilligung einer Rente wegen Erwerbsminderung auf Zeit.

Aber:
- Die Schwerbehinderung muss zum Zeitpunkt der Kündigung nachgewiesen sein. Der besondere Kündigungsschutz gilt jedoch auch für Personen, deren Schwerbehinderung offensichtlich ist.
- Im laufenden Antragsverfahren gilt der Kündigungsschutz nur noch, wenn zum Zeitpunkt der Kündigung ein Verfahren anhängig ist, die jeweilige Bearbeitungsfrist (zwischen 3 bis 7 Wochen) bereits verstrichen ist und trotz Mitwirkung des Antragstellers noch keine Entscheidung getroffen wurde.
- Der besondere Kündigungsschutz setzt erst nach Ablauf von 6 Monaten Betriebszugehörigkeit ein.
- Er gilt auch nicht, sofern bei Kündigung des Arbeitsverhältnisses der Arbeitnehmer das 58. Lebensjahr vollendet hat und einen Anspruch auf Abfindung oder Ähnliches hat.

- Der Arbeitnehmer muss sich innerhalb eines Monats nach der Kündigung gegenüber dem Arbeitgeber auf den Schutz berufen.

Schwerbehinderte Arbeitnehmer sind nicht unkündbar! In vielen Fällen kann das Arbeitsverhältnis trotz Beteiligung der Fürsorgestelle nicht aufrechterhalten werden.

Behinderte Menschen mit einem festgestellten GdB von weniger als 50, aber mindestens 30 können auf Antrag den schwerbehinderten Menschen gleichgestellt werden. Voraussetzung ist, dass sie ohne die Gleichstellung einen geeigneten Arbeitsplatz nicht erlangen oder behalten können.

Gleichstellungen werden auf Antrag des Betroffenen von der Agentur für Arbeit ausgesprochen, die jedoch vorher den Arbeitgeber und die betrieblichen Interessenvertretungen anhört.

Weitere Nachteilsausgleiche für schwerbehinderte Menschen

- **Einkommens- und Lohnsteuer:**
  Freibeträge, unter Umständen auch unterhalb eines GdB von 50 (auch beim nicht behinderten Ehepartner auf der Lohnsteuerkarte eintragbar)
  Freibeträge für Kfz-Nutzung

- **Vorgezogene Altersrente** für schwerbehinderte Menschen

- **Wohnen:**
  Wohngeld: schwerbehinderte Menschen erhalten zusätzliche Einkommensfreibeträge
  Erhöhung der Einkommensgrenze bei Wohnberechtigungsschein

- **Auto und öffentliche Verkehrsmittel:**
  Ermäßigung/Befreiung von der Kfz-Steuer
  Freifahrt im öffentlichen Personennahverkehr

- **TV, Rundfunk und Telefon:**
  Befreiung von der Rundfunk- und Fernsehgebührenpflicht
  Gebührenermäßigung bei Telefon

- **Eintrittsermäßigungen:**
  Schwerbehinderte Menschen zahlen bei Vorlage ihres Ausweises
  für den Besuch von Veranstaltungen und Einrichtungen vielfach
  ermäßigte Eintrittspreise.

Die einzelnen Nachteilsausgleiche setzen zum Teil einen GdB von
mehr als 50 voraus oder sind abhängig von der Feststellung weiterer
gesundheitlicher Merkmale, die die zuständige Behörde (z.B. Versorgungsamt) im Ausweis in Form von Merkzeichen einträgt:

G	gehbehindert
AG	außergewöhnlich gehbehindert
H	hilflos
BL	blind
B	ständige Begleitung erforderlich
RF	Rundfunk- und Fernsehgebührenbefreiung
GL	Gehörlosigkeit

Unterhaltssichernde Leistungen

Lohnfortzahlung

Wenn ein Arbeitnehmer wegen Krankheit nicht arbeiten kann oder an einer Rehabilitationsmaßnahme teilnimmt, zahlt ihm sein Arbeitgeber für längstens sechs Wochen das Entgelt weiter. Dies gilt unabhängig vom zeitlichen Umfang der Beschäftigung. Auch Teilzeit- und geringfügig Beschäftigte haben einen gesetzlich festgelegten Anspruch. Der Anspruch entsteht jedoch erst nach vierwöchiger ununterbrochener Dauer des Arbeitsverhältnisses.

Ist der Arbeitnehmer wegen derselben Erkrankung wiederholt arbeitsunfähig, hat er einen weiteren sechswöchigen Anspruch auf Fortzahlung des Entgelts, wenn
- der Erkrankte zwischen den beiden Zeiten der Arbeitsunfähigkeit mindestens sechs Monate nicht infolge derselben Krankheit arbeitsunfähig gewesen ist;
- seit Beginn (nicht Ende) der ersten Arbeitsunfähigkeit infolge derselben Krankheit eine Frist von 12 Monaten abgelaufen ist und die zweite Phase der Erkrankung erst danach einsetzt.

Beispiel: Der Arbeitnehmer erkrankt am 1. 1. bis zum 30. 11., dann wieder am 15. 1. des Folgejahres. Es entsteht ein neuer Anspruch auf Entgeltfortzahlung für sechs Wochen.

Der Arbeitnehmer hat auch Anspruch auf Entgeltfortzahlung, wenn eine stationäre Maßnahme der Vorsorge und Rehabilitation durch einen Sozialversicherungsträger erbracht wird.

Krankengeld

Anspruchsvoraussetzungen

Mitglieder der gesetzlichen Krankenversicherung erhalten Krankengeld, wenn sie durch eine Krankheit arbeitsunfähig geworden sind.

Das gilt auch für Versicherte, die im Krankenhaus oder einer Vorsorge- oder Rehabilitationseinrichtung behandelt werden.

Maßstab für die Beurteilung der Arbeitsunfähigkeit ist die letzte versicherte Beschäftigung vor Eintritt der Arbeitsunfähigkeit. Dieses gilt auch, wenn der Arbeitgeber während der Arbeitsunfähigkeit kündigt.

Wird durch ein ärztliches Gutachten festgestellt, dass die Erwerbsfähigkeit des Mitglieds gefährdet oder gemindert ist, kann die Krankenkasse Rehabilitationsmaßnahmen verlangen. Werden die Mitwirkungspflichten nicht erfüllt, entfällt der Anspruch auf Krankengeld.

Der Antrag auf Rehabilitation wird von der Rentenversicherung als Rentenantrag gewertet, wenn eine erfolgreiche Rehabilitation nicht zu erwarten ist oder nicht erreicht wurde und eine Erwerbsminderung festgestellt wird.

Höhe

Das Krankengeld beträgt 70% des beitragspflichtigen Arbeitsentgelts. Das aus dem Arbeitsentgelt berechnete Krankengeld darf jedoch 90% des Nettoarbeitsentgelts nicht übersteigen.

Versicherte, die Leistungen von der Agentur für Arbeit beziehen, bekommen als Krankengeld den Betrag, den sie zuletzt bezogen haben. Jeder, der Krankengeld erhält und vor seiner Arbeitsunfähigkeit sozialversicherungspflichtig war, hat zur Aufrechterhaltung der sozialen Sicherung auch vom Krankengeld Sozialversicherungsbeiträge zu entrichten. Der Versicherte zahlt dabei die Hälfte des Beitrags, der auf das Krankengeld entfällt.

Bei Krankengeld in Höhe des Arbeitslosengeldes werden die Beiträge von der Krankenkasse allein bezahlt.

Dauer

Bei Arbeitsunfähigkeit wird Krankengeld wegen der gleichen Krankheit für längstens 78 Wochen innerhalb von je drei Jahren gezahlt – gerechnet vom Tage des Beginns der Arbeitsunfähigkeit an. Wenn während der Arbeitsunfähigkeit eine weitere Krankheit hinzukommt, verlängert sich dadurch nicht die Dauer der Krankengeldzahlung.

Das Krankengeld ruht, wenn z.B. während der Arbeitsunfähigkeit beitragspflichtiges Arbeitsentgelt oder -einkommen bezogen wird oder von anderer Seite Entgeltersatzleistungen (z.B. Übergangsgeld während eines stationären Heilverfahrens) gezahlt werden. Zeiten, in denen der Anspruch auf Krankengeld ruht oder für die das Krankengeld versagt wird, werden jedoch wie Zeiten des Bezugs von Krankengeld gerechnet.

Übergangsgeld

Gewährt der Rentenversicherungsträger stationäre oder berufsqualifizierende Rehabilitationsmaßnahmen, besteht gegebenenfalls Anspruch auf Übergangsgeld. Es wird bei Ausfall des Arbeitseinkommens bewilligt oder wenn unmittelbar vorher Lohnersatzleistungen wie Krankengeld oder Arbeitslosengeld gezahlt wurden.

Berechnungsgrundlage für das Übergangsgeld sind 80% des rentenversicherungspflichtigen Bruttoarbeitsentgelts im letzten Entgeltabrechnungszeitraum, höchstens jedoch das Nettoarbeitsentgelt.

Davon werden 68% als Übergangsgeld ausgezahlt. Das Übergangsgeld beträgt 75% der Berechnungsgrundlage bei Versicherten,
– die ein Kind haben, das unter 18 Jahren ist oder über diese Altersgrenze hinaus, wenn es aus gesundheitlichen Gründen außerstande ist, sich selbst zu unterhalten, oder
– die pflegebedürftig sind oder deren Ehegatte pflegebedürftig ist.

Versicherte, die unmittelbar vor Beginn der medizinischen Leistungen zur Rehabilitation Arbeitslosengeld bezogen haben, erhalten Übergangsgeld in Höhe der Leistungen der Agentur für Arbeit. Bezieher von Arbeitslosengeld II erhalten ihre Leistungen weiter.

Arbeitslosengeld

Arbeitslosengeld erhält, wer arbeitslos ist, sich persönlich arbeitslos gemeldet hat und die Anwartschaftszeit erfüllt hat. Arbeitslosigkeit setzt voraus, dass der Betreffende sich selbst um Arbeit bemüht und sich den Vermittlungsbemühungen der Agentur für Arbeit zur Verfügung stellt.

Die Anwartschaftszeit hat erfüllt, wer innerhalb der letzten zwei Jahre vor der Arbeitslosmeldung mindestens 12 Monate aufgrund einer Beschäftigung oder aus sonstigen Gründen (z.B. Bezug von Krankengeld) versicherungspflichtig bei der Bundesagentur für Arbeit war.

Anspruch auf Arbeitslosengeld hat unter bestimmten Voraussetzungen auch derjenige, dessen Anspruch auf Krankengeld ausgeschöpft ist. Die Zahlung von Arbeitslosengeld wird auch nicht dadurch ausgeschlossen, dass ein Arbeitsverhältnis formal noch besteht. Wichtig ist lediglich, dass die tatsächliche Beschäftigung beendet worden ist. Die Auszahlung des Arbeitslosengeldes hängt dann oftmals davon ab, dass der Arbeitslose sich verpflichtet, einen Antrag auf Reha-Maßnahmen oder einen Rentenantrag zu stellen.

Die Höhe des Arbeitslosengeldes richtet sich grundsätzlich nach dem versicherungspflichtigen Entgelt, das der Arbeitslose im Durchschnitt der letzten 52 Wochen wöchentlich erhalten hat. Von einem pauschal ermittelten Nettoentgelt erhält ein Arbeitsloser, der mindestens ein Kind im Sinne des Steuerrechts hat, als Arbeitslosengeld 67%, die übrigen Arbeitslosen 60%.

Die Dauer des Anspruchs auf Arbeitslosengeld richtet sich nach der Dauer der Versicherungszeiten innerhalb der letzten sieben Jahre vor der Arbeitslosmeldung und dem Lebensalter des Betroffenen. Sie beträgt:

Tabelle 8:
Dauer des Arbeitslosengeldes

nach Versicherungspflichtverhältnissen mit einer Dauer von insgesamt mindestens __ Monaten	und nach Vollendung des __. Lebensjahres	__ Monate
12		6
16		8
20		10
24		12
30	50	15
36	55	18
48	58	24

Rente wegen teilweiser oder voller Erwerbsminderung

Diese Renten erhält, wer
- die allgemeine Wartezeit (Mindestversicherungszeit) von 5 Jahren erfüllt hat,
- in den letzten 5 Jahren vor Eintritt der Erwerbsminderung 3 Jahre mit Pflichtbeitragszeiten belegt hat und
- vermindert erwerbsfähig ist.

(Bei Berufsanfängern sowie Versicherten, die bereits vor 1984 die allgemeine Wartezeit erfüllt hatten, gelten andere Regelungen).

Auf das Lebensalter kommt es nicht an. Für die Rente spielt es auch keine Rolle, welchen Beruf man ausgeübt hat. Entscheidend ist allein die zeitliche Einsatzfähigkeit auf dem allgemeinen Arbeitsmarkt, d.h. es müssen sämtliche Beschäftigungsmöglichkeiten berücksichtigt werden.

Ein Versicherter erhält bei einem Leistungsvermögen von
- unter 3 Stunden die volle Erwerbsminderungsrente,
- bis 6 Stunden die halbe Erwerbsminderungsrente,
- mehr als 6 Stunden keine Rente.

Versicherte, die noch mindestens 3, aber nicht mehr als 6 Stunden arbeiten können, wegen Arbeitslosigkeit jedoch nichts hinzuverdienen können, erhalten indes eine volle Rente.

Aus Gründen des Vertrauensschutzes erhalten Versicherte, die vor dem 2. 1. 1961 geboren sind und berufsunfähig sind, weiterhin eine Rente wegen teilweiser Erwerbsminderung bei Berufsunfähigkeit. Berufsunfähig ist, wer aus gesundheitlichen Gründen in seinem oder einem anderen zumutbaren Beruf nur noch weniger als 6 Stunden täglich arbeiten kann.

Die Anerkennung als Schwerbehinderter sagt über das Vorliegen einer Erwerbsminderung in der Rentenversicherung nichts aus.

Die Renten wegen verminderter Erwerbsfähigkeit werden nur auf Antrag gezahlt. Vor Bewilligung einer Rente hat der Rentenversicherungsträger zu prüfen, ob die Erwerbsminderung durch Rehabilitationsmaßnahmen abgewendet werden kann.

Erwerbsminderungsrenten werden grundsätzlich nur für einen befristeten Zeitraum bewilligt, es sei denn, es ist unwahrscheinlich, dass die Erwerbsminderung behoben werden kann. Hiervon ist nach einer Gesamtdauer der Befristung von neun Jahren auszugehen.

Die Renten wegen verminderter Erwerbsfähigkeit werden wie vorzeitige Altersrenten behandelt. Für jeden Monat, den die Rente wegen Erwerbsminderung vor Vollendung des 63. Lebensjahres in Anspruch genommen wird, ist ein Abschlag hinzunehmen, der jedoch höchstens 10,8% beträgt. Es ist daher in jedem Fall dringend zu empfehlen, Rücksprache mit dem zuständigen Rentenversicherungsträger zu halten, einen aktuellen Versicherungsverlauf anzufordern und eine Rentenauskunft einzuholen.

Es gelten auch bestimmte Hinzuverdienstgrenzen.

Altersrente für schwerbehinderte Menschen

Man hat Anspruch auf Altersrente für schwerbehinderte Menschen, wenn man
- bei Beginn der Altersrente als schwerbehindert anerkannt ist,
- oder – bei Geburtsjahrgängen vor 1951 – berufs- oder erwerbsunfähig nach dem bis 31. 12. 2000 geltenden Recht ist,
- die Wartezeit von 35 Jahren erfüllt hat,
- bei Geburtsjahrgängen vor 1952 das 63. Lebensjahr (abschlagsfrei) bzw, das 60. Lebensjahr (mit Abschlägen) vollendet hat,
- bei Geburtsjahrgängen bis 1963 stufenweise Anhebung der Altersgrenze auf das 65. Lebensjahr (abschlagsfrei) bzw. 62. Lebensjahr (mit Abschlägen).

Für jeden Monat des vorzeitigen Rentenbeginns muss eine Rentenminderung in Höhe von 0,3% in Kauf genommen werden, maximal 10,8%.

Tabelle 9:
Anhebung der Altersgrenze

Geburtsjahr	Verlängerung der Lebensarbeitszeit um __ Monate	Künftiger normaler Rentenbeginn		Frühester vorzeitiger Rentenbeginn mit Abschlag (10,8%)	
		Jahr	Monat	Jahr	Monat
01.1952	1	63	1	60	1
02.1952	2	63	2	60	2
03.1952	3	63	3	60	3
04.1952	4	63	4	60	4
05.1952	5	63	5	60	5
06.-12.1952	6	63	6	60	6
1953	7	63	7	60	7
1954	8	63	8	60	8
1955	9	63	9	60	9
1956	10	63	10	60	10
1957	11	63	11	60	11
1958	12	64	0	61	0
1959	14	64	2	61	2

Geburtsjahr	Verlängerung der Lebensarbeitszeit um __ Monate	Künftiger normaler Rentenbeginn		Frühester vorzeitiger Rentenbeginn mit Abschlag (10,8%)	
		Jahr	Monat	Jahr	Monat
1960	16	64	4	61	4
1961	18	64	6	61	6
1962	20	64	8	61	8
1963	22	64	10	61	10
1964	24	65	0	62	0

Bestimmte Personengruppen sind im Rahmen von Vertrauensschutz-regelungen nicht von der Anhebung der Altersgrenzen betroffen.

Tabelle 10:
Vertrauensschutzregelung

Sachverhalt	Anspruch ohne Abschlag ab Alter		Frühester Anspruch mit 10,8% Abschlag ab Alter	
	Jahr	Monat	Jahr	Monat
vor dem 17. 11. 1950 geboren und am 17. 11. 2000 schwerbehindert	60	0		
vor 1952 geboren	63	0	60	0
Vor dem 1. 1. 1955 geboren und am 1. 1. 2007 schwer-behindert und vor dem 1. 1. 2007 Altersteilzeit-arbeit vereinbart	63	0	60	0

Haushaltshilfe

Sozialversicherte Personen erhalten Haushaltshilfe, wenn sie we-gen Krankenhausbehandlung, ambulanter oder stationärer Vorsor-gemaßnahme, Müttergenesungskur, häuslicher Krankenpflege oder medizinischer Rehabilitationsmaßnahme ihren Haushalt vorüberge-hend nicht selbst weiterführen können. Voraussetzung ist, dass neben dem im Haushalt lebenden Kind (Altersgrenze 12. Lebensjahr) keine weitere Person die entsprechenden Aufgaben übernehmen kann.

Haushaltshilfe wird als Sachleistung gewährt. Das bedeutet, die Leistungen werden von Personen erbracht, die Vertragspartner der Kostenträger sind (z.B. Träger der freien Wohlfahrtspflege, private Unternehmen oder Sozialstationen).

Kann der Kostenträger keine Ersatzkraft stellen, ist der Versicherte berechtigt, sich selbst eine Ersatzkraft zu beschaffen. Die Kosten für die selbstbeschaffte Haushaltshilfe werden dann in angemessener Höhe erstattet.

Entstehen verwandten oder verschwägerten Haushaltshilfen bis zum zweiten Grad Verdienstausfall und Fahrtkosten oder nimmt eine im Haushalt lebende Person unbezahlten Urlaub, um den Haushalt zu führen, kann der Verdienstausfall ebenfalls bis zu einem bestimmten Höchstbetrag erstattet werden.

Häusliche Krankenpflege

Neben der ärztlichen Behandlung besteht auch Anspruch auf häusliche Krankenpflege. Dazu haben die Krankenkassen Verträge mit Sozialstationen und anderen ambulanten Pflegediensten abgeschlossen.

Die häusliche Krankenpflege kann die erforderliche Grund- und Behandlungspflege sowie die hauswirtschaftliche Versorgung umfassen. Zur Behandlungspflege gehören ausschließlich medizinische Hilfeleistungen, wie z.B. Verbandwechsel, Injektionen und Spülungen. Zur Grundpflege zählen etwa Vorsorgebehandlungen gegen Wundliegen, Körperpflege und Hilfe bei der Nahrungsaufnahme. Die hauswirtschaftliche Versorgung umfasst hauswirtschaftliche Arbeiten, soweit sie der Versorgung des Versicherten dienen, z.B. Zubereitung von Mahlzeiten. Bei alleiniger hauswirtschaftlicher Versorgung besteht kein Anspruch auf häusliche Krankenpflege.

Blindenhilfe, Blindengeld, Hilfe für Menschen mit hochgradiger Sehbehinderung

Das System der gesetzlichen Regelungen ist nicht bundeseinheitlich, lediglich für den Bereich der Sozialhilfe gibt es bundesweit geltende Bestimmungen. Die Blindenhilfe nach Sozialhilferecht beträgt z.Z. 608,96 Euro. Dort gelten allerdings die allgemeinen Einkommens- und Vermögensgrenzen, d.h. Blindengeld wird nur nach einer Bedürftigkeitsprüfung gewährt.

Vorrangig gegenüber der Sozialhilfe sind mögliche Ansprüche nach den entsprechenden landesrechtlichen Regelungen in den jeweiligen Blindengesetzen der Bundesländer. Diese Leistungen sind einkommens- und vermögensunabhängig. Sie variieren in ihren Anspruchsvoraussetzungen, ihrer Höhe, ihren Abstufungen, Anpassungs- und Anrechnungsvorschriften von Land zu Land. In Nordrhein-Westfalen kann z.B. die Höhe des Blindengeldes 594,63 € betragen, in Niedersachen 265,– €. Entsprechend unterschiedlich sind auch die Zuständigkeiten geregelt.

Die Leistungen werden nur auf Antrag und nur vom Antragsmonat an und nicht rückwirkend gewährt. Die Voraussetzungen sind durch eine augenärztliche Bescheinigung oder durch Vorlage eines entsprechenden Schwerbehindertenausweises nachzuweisen. Sofern der Anspruch nach den jeweiligen Landesblindengeldgesetzen geringer ist als nach Sozialhilferecht und die Voraussetzungen zum Bezug von Sozialhilfe erfüllt sind, wird Blindengeld nach Sozialhilferecht ergänzend gewährt – in der Höhe der Differenz zwischen dem Blindengeld nach Sozialhilferecht und dem jeweiligen Landesblindengeld.

In einigen Bundesländern wird eine gegenüber dem Blindengeld geringere Leistung für hochgradig sehbehinderte Menschen gewährt (z.B. Berlin, Hessen, Nordrhein-Westfalen).

Auskünfte erteilen neben den zuständigen Stellen insbesondere die Blinden- und Sehbehindertenverbände (z.B. Deutscher Blinden- und Sehbehindertenverband).

Ansprechpartner

Auskünfte erteilen die Leistungsträger (unter anderem Krankenkassen, Rentenversicherungsträger, Versorgungsamt, Agentur für Arbeit). Falls Unsicherheiten bestehen, wer zuständig ist, kann man sich an jeden beliebigen Träger wenden, da er zu allgemeinen Auskünften sowie zur Entgegennahme eines Antrags verpflichtet ist. Bei Nichtzuständigkeit hat er ihn an die zuständige Stelle weiterzuleiten. Die Rehabilitationsträger haben zudem wohnortnah auf Stadt- und Kreisebene gemeinsame Servicestellen für rehabilitationsbedürftige behinderte Menschen eingerichtet. Dort beraten sie trägerübergreifend.

Literatur

Bundesministerium für Arbeit und Soziales
Wilhelmstraße 49, 10117 Berlin
oder
Rochusstraße 1, 53123 Bonn, Telefon (02 28) 99 52 70:

- **Soziale Sicherung im Überblick**
  Die Broschüre ermöglicht einen zusammenfassenden Überblick über das System der sozialen Sicherung in Deutschland. Behandelt werden u.a. die Renten-, Kranken-, Pflege- und Unfallversicherung, die Bereiche Arbeitsförderung, Arbeitsrecht und Erziehungsgeld, die Rehabilitation behinderter Menschen, Wohngeld und Sozialhilfe

- **Ratgeber für Menschen mit Behinderung**
  Die Broschüre gibt Auskunft über alle Leistungen und Hilfestellungen, auf die Behinderte Anspruch haben, von Vorsorge, Früherkennung und medizinischer Rehabilitation über die Schul-, Berufsausbildung und Berufsförderung bis zu steuerlichen Erleichterungen.

Landschaftsverband Rheinland
50663 Köln, Telefon (02 21) 8 09-0:

* **Behinderung und Ausweis**
  Arbeitsheft zur Antragstellung, dem Verwaltungsverfahren, zu den Voraussetzungen des Schwerbehindertenausweises sowie zu den möglichen Voraussetzungen der Eintragungen durch die Aufgabenträger. Mit den Anschriften der zuständigen Stellen und den „Versorgungsmedizinischen Grundsätzen".

* **Leistungen zur Teilhabe am Arbeits- und Berufsleben und Nachteilsausgleiche für schwerbehinderte Menschen**
  Arbeitsheft zu den diversen Nachteilsausgleichen im Arbeitsleben, der sozialen Sicherung, bei Steuern, Versicherungen, Mobilität, Kommunikation, Gebühren etc.

Ministerium für Arbeit, Gesundheit und Soziales des Landes Nordrhein-Westfalen
Fürstenwall 25, 40219 Düsseldorf, Telefon (02 11) 8 55-5:

* **Ratgeber für schwerbehinderte Menschen**
  Überblick über die wichtigsten Nachteilsausgleiche für schwerbehinderte Menschen mit Hinweis auf die jeweils zuständigen Behörden

Deutsche Rentenversicherung Bund
Ruhrstraße 2, 10709 Berlin, Telefon (0 30) 86 51

* **Heft 1: Die Altersrenten**
* **Heft 2: Die Renten wegen Erwerbsminderung**
* **Heft 11: Die Rehabilitation**

Zahlreiche Informationen zu sozialrechtlichen Regelungen sind auch auf den Homepages der genannten Institutionen zu finden.

Wenn Sie mehr über Diabetes wissen wollen...

Kontaktadressen

Deutscher Diabetiker-Bund e.V.
www.diabetikerbund.de

Landesverband Nordrhein-Westfalen e.V.
Johanniterstraße 45,
47053 Duisburg
Telefon (02 03) 6 08 44-0
ddblvnrw@t-online.de

Landesverband Rheinland-Pfalz e.V.
Theodor-Fliedner-Straße 25
55218 Ingelheim
Telefon (0 61 32) 8 59 77
mlamichel@aol.com

Deutsche Diabetes-Gesellschaft
Reinhardtstraße 31
10117 Berlin
Telefon (0 30) 3 11 69 37-0
www.deutsche-diabetes-gesellschaft.de

Bücher

Carr, A. (1999). *Endlich Nichtraucher.* München: Goldmann-Verlag.

Franke, R. & Hauner, H. (1999). *Ernährung ist die beste Medizin: Diabetes Typ 2.* Reinbek: Rowohlt.

Graf, U. (2005). *Leichter leben mit Typ-2-Diabetes.* München: Droemer-Knaur.

Hauner, D. & Hauner, H. (2001). *Erfolgreich abnehmen bei Diabetes.* Mainz: Kirchheim.

Hirsch, A. (2001). *Diabetes ist meine Sache.* Mainz: Kirchheim.

Jörgens, V., Grüßer, M. & Kronsbein, P. (1998). *Wie behandle ich meinen Diabetes? Für Typ-2-Diabetiker, die nicht Insulin spritzen.* Mainz: Kirchheim.

Kemmer, F. W. (1998). *Diabetes und Sport ohne Probleme*. Mainz: Kirchheim.

Kulzer, B., Herrmanns, N., Maier, B., Bergis, K. H., Haak, T. & Reinecker, H. (2006). *Medias 2 – Patientenhandbuch*. Mainz: Kirchheim.

Lange, E. (2002). *Diabetes Typ 2*. München: Südwest.

Lauber, H. (2005). *Schlemmen wie ein Diabetiker*. Mainz: Kirchheim.

Lübke, D. (2006). *Diabetes Typ 2 – Die leckere Küche für jeden Tag*. Stuttgart: TRIAS.

Manke, E. (2005). *Ich lebe gut mit Diabetes Typ 2. Ein Motivationsbuch. Ernährung – Bewegung – Lebensfreude*. Darmstadt: Pala.

Matelli, E., Froesch, E. R. (2006). *Diabetes – 600 Fragen, 600 Antworten für Typ 1 und Typ 2*. München: Droemer-Knaur.

Nestle (2006). *Kalorien mundgerecht*. Neuer Umschau-Verlag.

Nuber, G., Hillebrand, H. (2001). *Diabetes Journal – Das Buch*. Mainz: Kirchheim.

Ott, G. (1999). *Mein süßes Leben*. Mainz: Kirchheim.

Paust, R. & Ellebracht, H. (2000). *Fit und selbstbewusst mit Diabetes*. Berlin: Econ-Ullstein-List-Verlag.

Scheer, H.-D. (2005). *Raus aus der Diabetes-Falle! Erkennen, Handeln, Genießen*. Books on Demand.

Standl, E. & Mehnert, H. (1998). *Das große TRIAS-Handbuch für Diabetiker. Wie Sie unbeschwert und aktiv mit Diabetes leben*. Stuttgart: TRIAS.

Teuscher, A. (2002). *Gut leben mit Diabetes Typ 2*. Stuttgart: TRIAS.

Toeller, M. (2005). *Ernährung bei Diabetes*. Wort & Bild-Verlag.

Zeitschriften

Diabetes-Journal, Kirchheim-Verlag, Kirchheim & Co. GmbH, Kaiserstraße 41, 55116 Mainz, www.diabetes-journal.de

Diabetiker-Ratgeber, Wort & Bild-Verlag (kostenlos in Apotheken)

Insuliner, Insuliner-Verlag, Narzissenweg 17, 57548 Kirchen

Seiten im Internet

www.diabetes.de (aktuelle Informationen zum Umgang mit dem Diabetes im Alltag)

www.gesundheitpro.de (viele Rezepte, Informationen, interaktive Übungen)

www.rad-net.de (Tourenvorschläge mit dem Rad)

www.medias2.de (Homepage des Schulungsprogramms MEDIAS 2)

www.diabetes-deutschland.de (Informationssystem zum Diabetes: Informationen zur Ernährung, Rezepte, interaktives Wissensspiel zum Thema Diabetes für Jung und Alt etc.)

www.accu-chek.de (Internetseite von Roche mit vielen Informationen und interaktiven Trainingseinheiten zum Thema Diabetes)

www.diabsite.de (das unabhängige Diabetes-Portal)

www.diabetes-forum.de (Homepage des Diabetesforums; deutschsprachig)

www.diabetes-world.net (Diabetes-Informationsdienst für Betroffene und Fachleute)

www.diabeticus.de (Diabetes-Info-Server; deutschsprachig)

www.deutsche-diabetes-union.de (Homepage der Deutschen Diabetes-Union e.V.)

www.diabetes-info.com (Diabetes-Informationsdienst)

www.diabetes-news.de (Internet-Plattform mit aktuellen Nachrichten aus der Forschung, Adressregister von Haus- und Fachärzten, Selbsthilfegruppen)

www.schwerpunktpraxis.de (Suchfunktion mit Auflistung der Diabetologen in Ihrer Nähe)

www.kirchheim-verlag.de (Homepage des Kirchheim-Verlags; große Auswahl an Büchern und Zeitschriften über Diabetes)

www.diabetes-psychologie.de (Homepage des Arbeitskreises Diabetes und Psychologie, Psychotherapieführer für Menschen mit Diabetes)

www.acsdev.info/index.html (Homepage der Adipositaschirurgie-Selbsthilfe Deutschland e.V.)

Adressen und Auskünfte für Sportinteressierte

**Arbeitsgemeinschaft Diabetes und Sport
der Deutschen Diabetes-Gesellschaft**
www.diabetes-sport.de

Internationale Vereinigung Diabetischer Sportler
www.idaa.de

Deutscher Behinderten-Sportverband
Friedrich-Alfred-Straße 10, 47055 Duisburg

Behinderten-Sportverband Nordrhein-Westfalen e.V.
Friedrich-Alfred-Straße 10, 47055 Duisburg

Behinderten-Sportverband Rheinland-Pfalz e.V.
Rheinau 10, 56075 Koblenz

Lexikon

Aceton – Abbauprodukt, das bei schlechter Stoffwechsellage entsteht; in Urin und Atemluft nachweisbar

Albuminurie – Eiweißausscheidung im Urin

Apoplex – Schlaganfall

Arteriosklerose – sogenannte Gefäßverkalkung; der Durchmesser der Gefäße wird durch Ablagerung von z.B. Fetten an den Gefäßwänden kleiner

Aspartam – Süßstoff

AVK – arterielle Verschlusskrankheit der Gefäße, Durchblutungsstörung

Blutglucose – Blutzucker

BMI – Body Mass Index; Körpergewicht im Verhältnis zur Körpergröße

BE – Berechnungseinheit für Kohlenhydrate (vergleichbar mit KE = Kohlenhydrateinheit)

BZ – Blutzucker

BZTP – Blutzuckertagesprofil

Candidose – spezielle Pilzinfektion

Cholesterin – eines der Hauptblutfette, Normwert unter 240 mg/dl

Cyclamat – Süßstoff

Dekubitus – Druckgeschwür, entsteht durch Abdrücken der kleinsten Blutgefäße im Gewebe

Dialyse – Blutwäsche. Behandlung des Nierenversagens

EKG – Aufzeichnung der elektrischen Ströme im Herzen

Emulgatoren – Zusatzstoffe, die Fett- und Wasseranteile miteinander mischbar machen

Erektile Dysfunktion – mehrmalig unzureichende Erektion des Penis über einen gewissen Zeitraum

Fruktose – Fruchtzucker

Glaukom – grüner Star; Erkrankung des Sehnerven, Risikofaktor
ist ein erhöhter Augeninnendruck
Glucose – Traubenzucker
Glukagon – Hormon der Bauchspeicheldrüse; fördert
Glykogenabbau in der Leber, Gegenspieler des Insulins
Glykogen – Blutzucker, der nicht sofort zur Energiegewinnung
benötigt wird; wird als Glykogen in Leber- und Muskelzellen
wie in einem Zwischenlager gespeichert. Glykogen kann bei
Bedarf (z.B. in der Nacht, bei Sport) schnell freigesetzt werden.
Sind die Speicher in Leber- und Muskelzellen gefüllt, baut der
Körper Glykogen zu Fett um.

HbA1c – Laborwert; „Blutzuckergedächtnis" der letzten 2-3
Monate, (Normwert unter 6,5%)
HDL – „guter Cholesterinanteil";
Normwerte bei Frauen 65 mg/dl, bei Männern 55 mg/dl
Hyperglykämie – Erhöhung des Blutzuckers
Hyperlipidämie – Erhöhung der Blutfette
Hypertonus – Bluthochdruck
Hypoglykämie – Unterzuckerung

Insulin – Hormon mit Schlüsselfunktion; senkt den Blutzucker
Insulinresistenz – Insulinunempfindlichkeit der Zellen

Ketoacidose – entgleiste Stoffwechselsituation „nach oben";
Übersäuerung
KHK – koronare Herzkrankheit; Einengung oder Verschluss der
Herzkranzgefäße, geringere Blutversorgung des Herzens. Gefahr
eines Herzinfarkts
Koitus – Geschlechtsverkehr
Kreatinin – Substanz, die über die Niere ausgeschieden werden
muss; bei eingeschränkter Nierenleistung erhöht

LDL – „schlechtes Cholesterin"; beschleunigt Arteriosklerose-
bildung, Normwert unter 150 mg/dl

Makroangiopathie – Schädigung der großen Gefäße
Maltose – Malzzucker
Metabolisches Syndrom – Kombination aus erhöhten Blutfett-
werten, Bluthochdruck, Arteriosklerose und Diabetes Typ 2
Mikroangiopathie – Schäden kleinster Gefäße
Mykose – Pilzinfektion

Nephropathie – Nierenschädigung
Neuropathie – Nervenschädigung
Nierenschwelle – Der Wert, bei dem Zucker im Urin erscheint.
Normalerweise ist der Urin zuckerfrei. Wenn die Niere es bei
hohen Blutzuckerwerten nicht mehr schafft, den Zucker heraus-
zufiltern, ist Zucker im Urin nachweisbar. Die Nierenschwelle
liegt ungefähr bei 180 mg/dl.

Obstipation – verzögerte Darmentleerung (Verstopfung)
Ödem – Wassereinlagerung im Gewebe
Oligofruktose – Fruchtzuckerketten, die nicht abgebaut werden
können und daher ein Ballaststoff sind

Pankreas – Bauchspeicheldrüse
Parästhesien – Empfindungsstörungen vor allem an Beinen und
Armen
Podologe – medizinischer Fußpfleger, der sich um die Fußgesund-
heit und die Wundversorgung kümmert

Retinopathie – Erkrankung der Netzhaut des Auges
RR – Abkürzung für Blutdruck

Saccharose – Haushaltszucker
Saccharin – Süßstoff
Stärke – Traubenzuckerketten, die im Körper zu Traubenzucker
abgebaut werden

Triglyceride – eines der Hauptblutfette;
Normwert < 150–200 mg/dl

Ulcus – Geschwür, z.B. am Fuß

Wissensquiz Diabetes

Überprüfen Sie doch einmal Ihr Wissen zum Thema Diabetes. Manchmal ist nur eine Antwort richtig, manchmal sind mehrere Antworten möglich. Die Auflösung finden Sie am Ende der Fragen.

1. **Welche Faktoren sind an der Entstehung des Diabetes Typ 2 beteiligt?** (Mehrfachnennungen sind möglich)
   A) Infektionen, wie z.B. Masern
   B) Angeborene (genetische) Insulinunempfindlichkeit
   C) Bewegungsmangel
   D) Übergewicht
   E) Umweltgifte

2. **An welchen Stellen des Körpers können durch den Diabetes Folgeerkrankungen entstehen?**
   (Mehrfachnennungen sind möglich)
   A) An den Gefäßen und am Herzen
      (z.B. Herzinfarkt, Schlaganfall)
   B) An den Augen (z.B. Sehschärfeverlust, Erblinden)
   C) An den Nieren (z.B. Nierenversagen, Dialyse)
   D) An den Nerven (z.B. Schmerzen, Gefühllosigkeit)
   E) An den Füßen (z.B. Geschwüre, Amputationen)

3. **Wie lautet die allgemeine Ernährungsempfehlung für Personen mit Diabetes Typ 2?**
   A) Verzehr einer ausgewogenen, abwechslungsreichen und schmackhaften Mischkost
   B) Verzicht auf Zucker und Zuckerersatzstoffe
   C) Austausch kohlenhydratreicher Lebensmittel gegen eiweiß- und fettreiche Nahrung
   D) Verzehr von täglich maximal 10 BE bei Frauen und 15 BE bei Männern
   E) Einhalten einer strengen Diabetes-Diät

4. Warum wird beim Diabetes Typ 2 zu Bewegung geraten? (Mehrfachnennungen sind möglich)
A) Verbesserung der Blutzuckerwerte
B) Unterstützung bei der Gewichtsabnahme bzw. beim Halten des Körpergewichts
C) Vermeiden von Herz-Kreislauf-Erkrankungen
D) Steigerung der Leistungsfähigkeit
E) Steigerung der Lebensfreude

5. Welche Aussage zur medikamentösen Therapie beim Diabetes Typ 2 ist richtig?
A) Medikamente sind zur Behandlung des Diabetes Typ 2 unverzichtbar.
B) Patienten mit Diabetes Typ 2 bekommen grundsätzlich kein Insulin.
C) Bei allen Medikamenten zur Behandlung des Diabetes kann es zu gefährlichen Unterzuckerungen kommen.
D) Manche blutzuckersenkenden Tabletten sind bei Übergewicht nicht geeignet, weil es durch sie zu einer zusätzlichen Gewichtszunahme kommen kann.
E) Durch die Einnahme von Medikamenten kann auf eine Umstellung ungünstiger Verhaltensweisen wie Bewegungsmangel, Fehl- und Überernährung verzichtet werden.

6. Was sollen die Ärzte regelmäßig bei Ihnen wegen des Diabetes untersuchen? (Mehrfachnennungen sind möglich)
A) Form und Größe der Bauchspeicheldrüse
B) HbA1/HbA1c-Wert („Blutzuckergedächtnis")
C) Augen
D) Eiweißausscheidung im Urin (Albumin)
E) Blutfette (Cholesterin, Triglyzeride)

7. Starkes Übergewicht erhöht das Risiko für einige Erkrankungen. Welche gehört nicht dazu?
A) Brustkrebs
B) Herz-Kreislauf-Erkrankungen
C) Asthma und chronische Bronchitis
D) Depression
E) Gelenkbeschwerden

8. Welcher Zielwert wird für die Gewichtsabnahme bzw. für Diäten empfohlen?

A) 100 Gramm pro Woche

B) 500 Gramm pro Woche

C) 2 Kilo pro Woche

D) 4 Kilo pro Woche

E) 6 Kilo in zwei Wochen

9. Wenn Sie eine Portion Curry-Wurst mit Pommes frites durch einen Spaziergang in der Mittagspause wieder ausgleichen wollten, wie lange müssten Sie gehen?

A) 15 Minuten

B) 30 Minuten

C) 45 Minuten

D) 1 Stunde

E) 3 Stunden

10. Wie viel Zucker ist in 1 Liter Cola enthalten?

A) Cola enthält keinen Zucker

B) ca. 10 Gramm

C) ca. 50 Gramm

D) ca. 100 Gramm

E) ca. 500 Gramm

Auflösung

1) B, C und D sind richtig
2) alle Antworten sind richtig
3) A ist richtig
4) alle Antworten sind richtig
5) D ist richtig
6) B, C, D und E sind richtig
7) C ist richtig
8) B ist richtig
9) E ist richtig
10) D ist richtig

Index

Abnehmen 112
Aceton (Ketonkörper)
15, 62, 63, 74
Alkohol 53, 69
Alkoholfreie Getränke 122
Alkoholische
Getränke 69, 115, 122
Analoginsulin 30, 35, 162
Angststörungen 146

Bauchspeicheldrüse
14, 16, 25, 103
BE 117
Berechnungseinheiten (BE)
117
Berufliche
Wiedereingliederung 172
Bewegung 19, 125
Blutfettwerte 51, 59, 125
Bluthochdruck 19, 47, 56, 60
Blutzuckerwerte
13, 18, 29, 60, 62

Depressionen 98, 105, 146
Diabetes mellitus 11, 13
Diabetisches Fußsyndrom
52, 133
Diabetisches Koma 15
Durchfall 27, 53, 87

Erbrechen 87
Ernährung 17, 107
Erwerbsminderungsrente 183

Folgeerkrankungen 47
Fußvorsorge 92

Gesundheits-Pass Diabetes
54
Glukagon 68, 89

Harnzuckerkontrolle 61, 73
HbA1c 13, 43, 55, 62, 92
Hyperglykämie 73

Insulin
Analoginsulin 30, 35, 162
Mischinsulin 30, 34, 36, 76
Normalinsulin 30, 39
Verzögerungsinsulin 30
Insulinpen 35, 45
Insulinpumpentherapie 36
Insulintherapie
Intensivierte 38
Konventionelle 36
Prandiale 42

Kohlenhydrate 109, 117
Kraftverkehr 88, 145

Leistungen zur Teilhabe 172

Mischinsulin 30, 34, 36, 76
Metabolisches Syndrom 17

Nephropathie 48
Neuropathie 52

Nierenschwelle 61
Normalinsulin 30, 39

Psychische Probleme 139
Rauchen 57
Rehabilitation 161, 163, 165
Reisen 90
Rente 183
Retinopathie 47, 56

Schulung 20
Schwerbehindertenausweis
    174
Selbstkontrolle 60

Sexualität 96
Sport 125
Spritz-Ess-Abstand 29
Spritztechnik 44
Süßungsmittel 120

Tabletten 23

Überzuckerung 73, 87
Unterzuckerung 25, 64, 123
Urlaub 90

Verzögerungsinsulin 30
Vorsorgeuntersuchungen 47

Abbildungsverzeichnis

Seite

Abbildung 1: Wichtige Bestandteile des metabolischen
Syndroms 17

Abbildung 2: Schulung ist ein wesentlicher Bestandteil
der Behandlung mit Diabetes 20

Abbildung 3: Die Behandlung des Diabetes Typ 2 beruht
auf mehreren Elementen 21

Abbildung 4: Ermittlung des BMI 22

Abbildung 5: Zur Behandlung des Diabetes werden
unterschiedliche Medikamente angeboten 24

Abbildung 6: Insuline mit unterschiedlicher Wirkdauer
tragen zu einer guten Behandlung bei 29

Abbildung 7: Wirkprofil von Normalinsulin 30

Abbildung 8: Wirkprofil von Verzögerungsinsulin 31

Abbildung 9: Wirkprofil von Mischinsulin 31

Abbildung 10: Wirkprofil kurzwirksames Analoginsulin 32

Abbildung 11: Wirkprofil langwirksames
Analoginsulin Levemir® 32

Abbildung 12: Wirkprofil von langwirksamen
Analoginsulin Lantus® 33

Abbildung 13: Wirkprofil der konventionellen Insulintherapie ... 37

Abbildung 14: Wirkprofil der intensivierten Insulintherapie 39

Abbildung 15: Wirkprofil der Insulinpumpentherapie 41

Abbildung 16: Wirkprofil der prandialen Insulintherapie 42

Abbildung 17: Verfügbare Insulinpens 45

Abbildung 18: Folgeerkrankungen treten an den
unterschiedlichsten Organen auf 47

Abbildung 19: Im Gesundheits-Pass Diabetes werden alle
wichtigen Untersuchungsergebnisse
dokumentiert 54

Abbildung 20: Moderne Blutzuckermessgeräte ermöglichen
eine gute Therapieanpassung 60

Abbildung 21: Symptome bei Unterzuckerung 64

Abbildung 22: Bei einer Hypoglykämie helfen schnelle
Kohlenhydrate 66

Seite

Abbildung 23: Symptome bei Überzuckerung 73

Abbildung 24: Diabetes-Tagebuch 77

Abbildung 25: Angepasstes Schuhwerk schützen die Füße 93

Abbildung 26: Zur Pflege der Füße werden geeignete
Utensilien benötigt 95

Abbildung 27: Untersuchungen und Behandlungsmethoden
bei sexuellen Problemen von Männern 97

Abbildung 28: Ernährungspyramide 108

Abbildung 29: 1 kleiner Apfel (100 g) 118

Abbildung 30: ½ Banane (60 g) 118

Abbildung 31: 1 kleine Scheibe Brot (25 g) 118

Abbildung 32: 2 Scheiben Knäckebrot 118

Abbildung 33: ½ Brötchen (25 g) 118

Abbildung 34: Regelmäßige körperliche Bewegung tut dem
Diabetes gut 126

Abbildung 35: Bewegung und Entspanung verbessern
die Lebensqualität 152

Abbildung 36: Umgang mit Rückschlägen 157

Tabellenverzeichnis

Seite

Tabelle 1: Wirkungsablauf der Insuline.................................... 33

Tabelle 2: Wirkungsablauf der Analoginsuline 33

Tabelle 3: Spritz-Ess-Abstand bei Normalinsulin.................... 34

Tabelle 4: Schnelle BEs bei Hypoglykämie............................ 66

Tabelle 5: Kalorienverbrauch bei unterschiedlichen
Aktivitäten 128

Tabelle 6: Höhe der Zuzahlung.. 168

Tabelle 7: Bewertung des Grades der Behinderung
bei Diabetes mellitus 175

Tabelle 8: Dauer des Arbeitslosengeldes................................ 183

Tabelle 9: Anhebung der Altersgrenze................................... 185

Tabelle 10: Vertrauensschutzregelung 186

Autoren

Dr. Gundula Ernst
Dipl.-Psychologin
Wissenschaftliche Mitarbeiterin
Medizinische Hochschule
Hannover

Dr. Ruth Günther
Fachärztin für Allgemein-
medizin, Diabetologin DDG
Ltd. Abteilungsärztin
Klinik Niederrhein
Bad Neuenahr-Ahrweiler

Dr. Peter Hübner
Internist
Facharzt für Rehabilitative
und Physikalische Medizin,
Diabetologe
Ltd. Abteilungsarzt
der Klinik Niederrhein
Bad Neuenahr-Ahrweiler

Frauke Huth
Dipl.-Med.-Päd.,
Medizinpädagogin
Wissenschaftliche Mitarbeiterin
Klinik Niederrhein
Bad Neuenahr-Ahrweiler

Rainer Krause
EDV-Koordinator
Klinik Niederrhein
Bad Neuenahr-Ahrweiler

Regine Morgenthaler
Dipl.-Psychologin
Psychologische Psychothera-
peutin, Psychodiabetologin
Klinik Niederrhein
Bad Neuenahr-Ahrweiler

Ute Müldner
Diätassistentin
Leiterin Ernährungsberatung
Klinik Niederrhein
Bad Neuenahr-Ahrweiler

Helga Neuber
Krankenschwester
Diabetes-Assistentin DDG
Klinik Niederrhein
Bad Neuenahr-Ahrweiler

Thomas Reinartz
Diabetesberater DDG
Klinik Niederrhein
Bad Neuenahr-Ahrweiler

Belkis Tuncer
Forschungsassistentin
Forschungsnetzwerk refonet
Bad Neuenahr-Ahrweiler

Christina Urbaniak
Dipl.-Oecotrophologin
Diabetesberaterin DDG
Klinik Niederrhein
Bad Neuenahr-Ahrweiler

Udo Wicharz
Diplom-Sozialarbeiter (FH)
Klinik Niederrhein
Bad Neuenahr-Ahrweiler